Jhony A. De La Cruz Vargas
Lucy E. Correa López
Manuel Huaman Guerrero

Receptor del Factor de Crecimiento Epidérmico Foco en Cáncer de Pulmón

Jhony A. De La Cruz Vargas
Lucy E. Correa López
Manuel Huaman Guerrero

Receptor del Factor de Crecimiento Epidérmico Foco en Cáncer de Pulmón

Terapias Blanco

PUBLICIA

Imprint
Any brand names and product names mentioned in this book are subject to trademark, brand or patent protection and are trademarks or registered trademarks of their respective holders. The use of brand names, product names, common names, trade names, product descriptions etc. even without a particular marking in this work is in no way to be construed to mean that such names may be regarded as unrestricted in respect of trademark and brand protection legislation and could thus be used by anyone.

Cover image: www.ingimage.com

Publisher:
PUBLICIA
is a trademark of
International Book Market Service Ltd., member of OmniScriptum Publishing Group
17 Meldrum Street, Beau Bassin 71504, Mauritius

Printed at: see last page
ISBN: 978-3-639-55916-3

Zugl. / Aprobado por: Universidad Nacional de La Plata, Tesos Doctoral

"La Medicina es Ciencia, Arte y Sacerdocio..."
Prof. Dr. Jose Maria Mainetti.

El camino para llegar a este momento, el de concluir y ahora publicar este trabajo, ha sido largo y algunas veces tortuoso, sin embargo siempre vale la pena todo el esfuerzo. Con toda certeza lo mejor ha sido conocer y tratar a personas excepcionales, de todos aprendi... de todos recibí una enseñanza.

Quiero enfatizar todos mis reconocimientos y respetos a nuestra querida y distinguida: **Facultad de Ciencias Medicas-Universidad Nacional de La Plata, Argentina** por haberme permitido llegar, formarme, crecer y en su momento presentar esta Tesis Doctoral. A todos mis Maestros de la Medicina, de la Oncologia y de la Vida, mis respetos y todos mis agradecimientos.

Un agradecimiento especial a la **Universidad Ricardo Palma, en Lima, Perú** institucion que es ahora nuestra casa y del cual tengo el alto honor de ser profesor de medicina humana e investigador. Por otro lado mis infinitos agradecimientos a mis pacientes, de quienes aprendí mucho, y se que seguire aprendiendo cada dia de mi vida. Honramos la memoria de aquellos que lucharon y ya no estan con nosotros, y nos congratulamos con aquellos que hoy son sobrevivientes de cancer.

Seguiremos en la búsqueda de nuevos y mejores tratamientos para nuestros pacientes, brindandole tanto cantidad como calidad de vida.

Porque en definitiva la Medicina nace como una Ciencia Humanista, y a ella debemos volver...

Dr. Jhony A. De La Cruz Vargas

e-mail: jadv.oncology@gmail.com ; jhony.delacruz@urp.edu.pe

Dedicatoria y Agradecimientos

A mi familia, quien me dio su comprensión, su apoyo y su amor para permitirme seguir en momentos difíciles.

A mi hijo Cristian, quien es y será la continuación de mi existencia…

A mi hija Giuliana, precioso regalo del cielo, que me impulsa a ser mejor y luchar cada día…

A mis padres por todo lo que me dieron y por lo que no me dieron…

A mis amigos, que creyeron en mí y me brindaron su confianza…

A todos mis maestros de la medicina, de la oncologia y de la vida… que ocuparan siempre el mas alto nivel de mi respeto, aprecio y consideración.

A mis colegas médicos, amigos y no amigos, aunque de estos últimos se suele aprender mucho…

A tantas otras personas, que sin nombrarlas saben cuanto significan para mí…

Quiero Destacar mis infinitos agradecimientos al Director de Tesis, al Prof. Dr. Roberto Castelletto, quien en todo momento me brindo su orientación, dirección, experiencia y vasto conocimiento, para Él mis mayores reconocimientos y aprecio, por siempre.

Agradecimientos Especiales:

- *Maestros de la Oncologia Platense:*

Prof. Dr. Alberto Luchina
Jefe de Departamento de Oncologia
Centro Oncologico de Excelencia-Fundacion Mainetti.
Titular Catedra de Medicina Interna E.
Facultad de Ciencias Medicas-UNLP.

Prof. Dra. Nora Giacomi
Ex -Directora de la Escuela de Oncologia de la Provincia de Buenos Aires.
Jefe de Servicio de Oncologia Médica
Centro Oncológico de Excelencia
Breast Clinic. Facultad de Ciencias Medicas-UNLP.

Prof. Dr. Anibal Susini
Jefe de Cirugía Oncologica de Torax.
Centro Oncologico de Excelencia. Fundacion Dr. J.M. Mainetti
Facultad de Ciencias Medicas-UNLP.

Prof. Dr. Amilcar Areco
Jefe de Oncologia HIGA San Martin.
La Plata Argentina.
Facultad de Ciencias Medicas-UNLP.

- *Distinguidos Colegas y Amigos de la Oncologia mexicana*

Prof. Dr. Oscar Arrieta
Departamento de Oncología Médica, Jefe de Cáncer de Pulmon.
Instituto Nacional de Cancerología.
Ciudad de México. México
Universidad Nacional Autonoma de Mexico: UNAM.

Prof. Dr. Horacio Astudillo De La Vega
Jefe de Laboratorio de Oncologia Molecular
Hospital de Oncologia Centro Medico Nacional Siglo XXI.
Instituto Mexicano del Seguro Social- Ciudad de México.

Dr. Alberto Benítez Galeana
Jefe de Cirugía Oncológica
Instituto Estatal de Cancerología, Guerrero.
Co-Director Grupo Oncologico Acapulco,
Torre Medica Cristobal Colon.
Acapulco-México.

Prof. Dra. Laura Sierra
Jefe de Servicio de Patología
Hospital Regional Vicente Guerrero. IMSS.
Catedra de Patologia-Universidad Autonoma de Guerrero.
Acapulco-México.

Asi como a Todo el Excelente Equipo de Trabajo, Colegas y Amigos en Acapulco – Mexico.

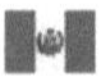  

Prólogo

A fines de los 90 y alrededor del año 2000 amanecía una nueva era de **diagnóstico molecular** y **medicina personalizada** que involucraba un rápido y fascinante surgimiento de nuevos blancos terapéuticos **(target therapy),** así como la mejora continua de los medicamentos de nueva generación. Sabiendo de dónde venimos, y con el progreso logrado, nuevas estrategias para mejorar los resultados de los Inhibidores de Tirosin Quinasa del EGFR (EGFR-TKI) de primera generación comenzaron a ver la luz.

La activacion anormal del receptor del factor de crecimiento epidermico (EGFR) y sus vias de señalizacion estan ampliamente distribuidas en muchos tumores solidos, especialmente en el cáncer de pulmon no pequelas celulas (NSCLC) y glioblastomas, haciendo del EGFR un importante blanco para el descubrimiento de nuevos tratamientos.

El oncogén del receptor del factor de crecimiento epidérmico (*EGFR*) se posicionó como un objetivo atractivo para el desarrollo de fármacos en el cáncer de pulmón de células no pequeñas (NSCLC). Gefitinib y Erlotinib fueron los dos primeros inhibidores reversibles de la tirosin quinasa EGFR.

El descubrimiento de mutaciones activadoras del dominio quinasa *EGFR* que se correlacionaron significativamente con una alta probabilidad de respuesta a los inhibidores de la tirosina quinasa EGFR permitió diseñar estudios para probar estos fármacos como posibles terapias de primera línea. Del mismo modo, se estableció la viabilidad de la **medicina personalizada** o a medida en pacientes con NSCLC avanzado.

Actualmente en el campo de NSCLC con *EGFR* las mutaciónes han permitido el desarrollo de EGFR-TKI de segunda y hasta de tercera generación que estarían ganando el posicionamiento en el tratamiento de esta población con cáncer de pulmon. Mas recientemente Lazertinib y Osimertinib han demostrado actividad en pacientes con NSCLC y con compromiso del SNC.

A pesar de esto, sin el conocimiento que los EGFR-TKI de primera generación nos proporcionaron, no habríamos llegado tan lejos. Revisaremos cómo se forjó la emocionante historia de la subpoblación de cáncer de pulmón con *EGFR* mutado, la experiencia clinica desarrollada a través de varios ensayos clínicos realizados con Inhibidores de Tirosin Quinasa de primera generación que cambiaron el enfoque, el futuro y la supervivencia de estos pacientes.

Para el año 2020 en la era de la **medicina de precision y de** la **Inmunooncologia** aplicada, la terapia combinada basada en inhibidores de la Tirosin Quinasa del EGFR y el enfoque Multitarget estan vigentes y actualmente en constante evaluacion, con resultados promisorios.

Una excitante puerta de posibilidades se abre al contar con Inhibidores de la Tiroson Quinasa de diversos factores de crecimiento y angiogenesis, así como estimular y potenciar la respuesta inmunológica y la apoptosis.

Mirar el pasado nos ayuda a comprender el presente y seguir trabajando para el futuro.

Profesor Doctor Jhony A. De La Cruz Vargas

Especialista en Oncología Médica.

INDICE GENERAL

Para fines practicos, toda las referencias se ha incluido al final del libro por capitulos.

Indice de Figuras, Tablas y Fotos.

INDICE DE ABREVIATURAS USADAS

EGF: Factor de Crecimiento Epidermico (Ligando: **E**pidermal **G**rowth **F**actor)

EGFR: Receptor del Factor de Crecimiento Epidermico
(**E**pidermal **G**rowth **F**actor Receptor)

EGFR-TQ (EGFR-TK): Tirosin Quinasa del Receptor del Factor de Crecimiento Epidermico

EGFR-TQI (EGFR-TKI): Inhibidores de Tirosin Quinasa del Receptor del Factor de Crecimiento Epidermico

CPNPC (NSCLC): Cancer de Pulmon No Pequeñas Celulas.

VEGF: Factor de Crecimiento Endotelial Vascular.

CTCAE –NCI: Common Terminology Criteria for Adverse Events (CTCAE)

RECEPTOR DEL FACTOR DE CRECIMIENTO EPIDERMICO Y CANCER

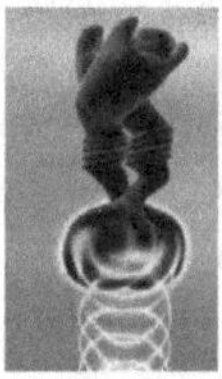

Capitulo 1. INTRODUCCION

1.1 EL DIALOGO CELULAR

1.2 QUE ES EL EGFR?

1.3 BIOLOGIA DEL EGFR

1.4 FISIOLOGIA DEL EGFR

1.5 SEÑALES DE TRANSDUCCION DEL EGFR

1.6 FUNDAMENTOS

El progreso de la medicina nos depara el fin de aquella época liberal en la que el hombre aún podía morirse de lo que quería.

Stanislaw Jerzy Lec *(1909-1966)*
Escritor polaco de origen judío.

Capitulo 1. INTRODUCCION

1.1 EL DIALOGO CELULAR

El dialogo intercelular es fundamental para la homeostasis de los tejidos. Los sistemas de transducción de señales sirven de base estructural para la comunicación entre las células [1,2,3]. Estos sistemas son esenciales para la viabilidad de organismos pluricelulares en los que existe una especialización de funciones, distribuidas entre las células que componen el organismo. Además de la especialización, todas las células deben ejecutar de forma precisa y regulada sus funciones, de manera que se establece una dependencia mutua entre ellas. Las bases de la comunicación celular juegan un rol fundamental en la regulación de procesos como **proliferación, diferenciación, apoptosis, ciclo celular y angiogenesis** [4,5,6,7]. Estos procesos están directamente relacionados con la carcinogenesis, y se realizan mediante la comunicación entre las células a través de complejos mecanismos de transducción de señales. En los últimos años, se ha producido un espectacular avance en el conocimiento de los sistemas enzimáticos involucrados en la regulación de estas funciones celulares. Ejemplos de estos sistemas lo constituyen las diversas cascadas de quinasas intracelulares que participan directamente en la respuesta celular como la cascada ***Raf / MEK / MAPK*** que está relacionada fundamentalmente con la regulación de la **proliferación celular** o la cascada ***SEK / JNK*** que se ha relacionado con la inducción de **apoptosis**. De forma paralela a estas cascadas de quinasas, numerosas enzimas con capacidad de generación de segundos mensajeros son activadas durante la estimulación mitogénica, como la protein-quinasa dependiente de AMPc, la esfingomielinasa, las fosfolipasas ß y & especificas para fosfatidil-inositoles y la fosfolipasa D (PLD) especifica para fosfatidilcolina. Existen abundantes evidencias que demuestran que estas enzimas participan de forma positiva o negativa en la regulación de la proliferación y la apoptosis, su actividad esta regulada por *receptores específicos* con actividad tirosin quinasa intrínseca, o asociada a *quinasas intracelulares* con esta actividad, o a través de *receptores acoplados a proteínas G*. El mecanismo utilizado en cada caso depende del sistema celular estudiado.

La regulación de los procesos celulares como proliferación, diferenciación, apoptosis y ciclo celular se produce mediante señales externas a la propia célula que las ejecuta[6]. Un elemento esencial del adecuado funcionamiento de órganos y tejidos es el equilibrio del número adecuado de células en proliferación y de células especializadas, equilibrio que se logra mediante el triangulo de **proliferación, diferenciación y apoptosis.**

La activación de los receptores está regulada por moléculas extracelulares tales como *factores de crecimiento, citoquinas y hormonas*. Los genes que codifican las proteínas implicadas en las vías de transducción de señales se designan como "proto-oncogenes".

1.2 ¿QUE ES EL EGFR?

El receptor del factor de crecimiento epidérmico (EGFR) es una glucoproteina de transmembrana hallada inicialmente en células de origen epitelial. Es miembro de una familia de receptores de factores de crecimiento con actividad tirosin quinasa [8,9]. La unión de ligandos al receptor del factor de crecimiento desencadena una serie de respuestas celulares que eventualmente llevan a la proliferación celular. Estos "*pathways intracelulares*" son ahora el área principal de investigación en oncología ya que ellos participan en varios sistemas moleculares y mecanismos de carcinogenesis y progresión tumoral.

1.3 Biología del EGFR

El gen que codifica el Epidermal Growth Factor Receptor (EGFR) fue uno de los genes tempranamente identificado como proto-oncogen: la versión normal de un oncogen. Este gen codifica 26 exones y se traduce en una cadena polipeptídica de transmenbrana de 1186 aminoácidos (masa molecular 170 kDa).

El Receptor del Factor de Crecimiento Epidérmico **(EGFR)** es el arquetipo de una familia de receptores tirosin quinasa que comprenden 4 subtipos: EGF-R, HER2, HER3 y HER4.[9,10] La estructura del EGFR esta dividida en tres dominios con distintas funciones:

- Dominio extracelular, de unión al ligando
- Dominio de transmembrana (anclado a la membrana)
- Dominio citoplásmico tirosin quinasa (transducción de señales)

Un número de ligandos interactúan con el dominio extracelular de la familia de receptores, reflejando el amplio rango de procesos celulares en los cuales este receptor esta involucrado.

1.4 FISIOLOGIA DEL EGFR

Históricamente, el primer rol notado para el ligando EGF (factor de crecimiento epidérmico) y su receptor (EGFR) fue la maduración de tejidos epiteliales durante la embriogenesis (apertura ocular precoz y erupción dentaria fueron observadas bajo inyección de EGF). En el adulto, juega un rol en la reparación de órganos y curación de heridas[11, 12]. Parece jugar un rol fundamental en el tracto urinario[13]. En todas esas situaciones, la proliferación celular parece ser un común denominador. Además, la motilidad celular dentro de la matriz de tejidos sólidos así como la angiogenesis son también estimulados por el EGFR, contribuyendo a la organogenesis.

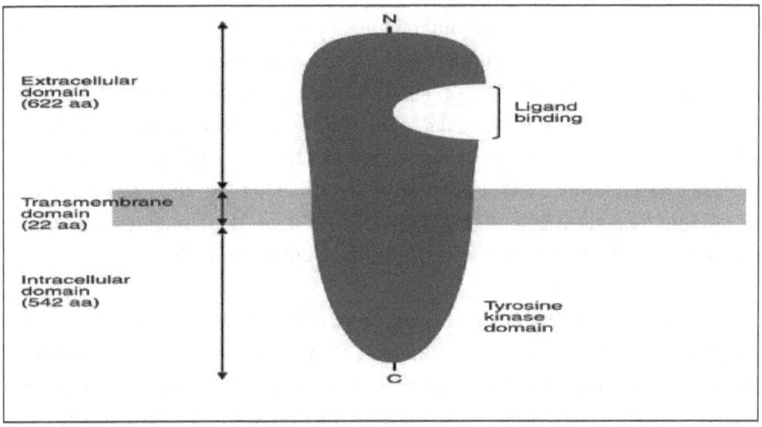

Figura 1. Estructura del EGF-R

Tabla 1. FAMILIA DE RECEPTORES HER: COMPONENTES Y LIGANDOS

Nombre de Componentes*	Ligandos
EGFR (ErbB1/HER)	EGF
	TGF-a
	Amphiregulin
	Epiregulin
	Heparin-binding EGF
	Betacellulin
HER2 (ErbB2/c-neu)	Unknown
HER3/ErbB3	Neuregulin
HER4/ErbB4	Neuregulin
	Epiregulin
	Heparin-binding EGF
	Betacellulin

* Miembros de la Familia HER

1.5 SEÑALES DE TRANSDUCCION EGFR

Todos estos receptores de transmembrana contienen una actividad tirosin quinasa intrínseca que modifican los residuos de tirosina del receptor y desencadenan una cascada de señales moleculares a nivel intracelular. La actividad quinasa es estimulada cuando los factores de crecimiento se unen a la familia de receptores. Un numero de diferentes ligandos que interactúan con miembros de la familia EGFR han sido identificados, de ellos el Factor de Crecimiento Transformante Alfa (TGF- œ) es el más ampliamente expresado en humanos, TGF-œ interactúa específicamente con el EGF-R.

Los ligandos inducen activación de EGFR iniciando una cascada de señales que activan genes e inducen respuestas celulares como: *progresión del ciclo celular o diferenciación.* La activación aberrante de esta vía de señales, críticamente regulada, viene a contribuir en muchos procesos de la carcinogenesis: **proliferación celular aumentada, migración, evasión de la apoptosis, invasión tumoral y metástasis.**[14,15,16,17,18] La transducción de señales en el EGF-R ocurre por un proceso secuencial y de múltiples pasos, iniciando en las células normales por la interacción entre el receptor y su ligando. El ligando se une al dominio extracelular induciendo en los receptores su dimerización.[19] Esta dimerización puede ocurrir entre dos moléculas del mismo receptor (homodimerización) o entre miembros diferentes de la familia (heterodimerización) y activan el dominio proteín quinasa intracelular de cada receptor para los residuos de tirosina fosforilados cruzados en la otra molécula EGF-R. Los residuos fosforilados actúan como sitios de unión para proteínas adaptadoras y sustratos adicionales para tirosin quinasas, entonces un ensamble transitorio en la vía de transducción de señales ocurre en el citoplasma.

Varios caminos de señales intracelulares contribuyen a múltiples respuestas biológicas, por ejemplo, la cascada de señales Ras/Map quinasa estimula la división celular, así como la migración y juega un rol altamente significativo en la carcinogenesis [20].

El gen que codifica EGF-R, C-erb2, fue el primer proto-oncogen identificado sin una función oncogénica conocida.[21] La activación de EGF-R en tumores puede ocurrir a través de diferentes mecanismos que afecten EGFR y sus ligandos. El más prevalente de esos mecanismos en carcinomas humanos es la **sobreexpresión** del EGF-R normal, debido a una amplificación génica o anormalidades transcripcionales, y una *sobreproducción autocrina* de EGF o TGF- œ. Además de los mecanismos que resultan en una expresión incrementada del EGFR, cambios oncogénicos en la actividad del EGF-R pueden también ocurrir por mutaciones que activan el receptor en ausencia de unión a ligandos (activacion constitutiva). [22].

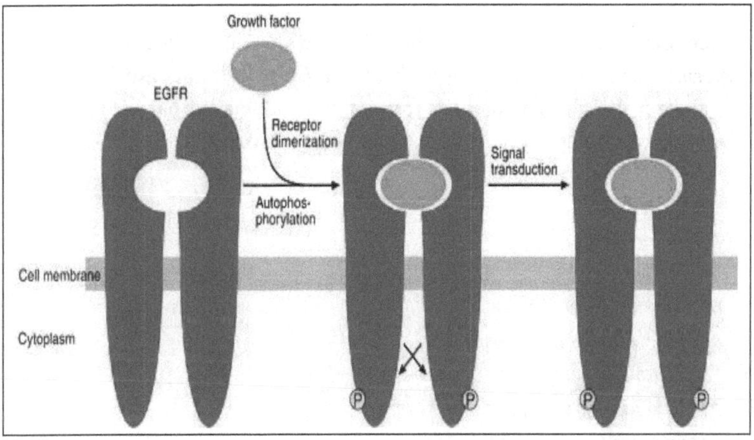

Fig. 2 Fosforilación: La Clave para la Activación del Receptor

1.6 FUNDAMENTOS

A pesar del continuo progreso en quimioterapia, radioterapia y cirugía, las tasas de sobrevida para pacientes con tumores sólidos son aun insatisfactorias.

Investigaciones recientes han mostrado áreas moleculares más específicas que son potenciales blancos para la intervención terapéutica: en particular, las señales intracelulares de los factores de crecimiento que regulan la proliferación celular. Un desequilibrio en esas vías intracelulares puede resultar en proliferación celular descontrolada llevando al desarrollo de tumores.

EGFR es un excelente "target" para la terapia del cáncer debido a que es el receptor mas frecuentemente expresado en una variedad de canceres [23-30].

De manera importante, en ciertos tumores, la expresión de EGFR esta asociada con *enfermedad avanzada y pobre pronostico clínico* [31-39]. Esta asociación ha llevado al desarrollo de un número de terapias innovadoras que hacen blanco en este factor de crecimiento y sus vías intracelulares activadas[40].

La estimulación de EGFR:

- *Incrementa la proliferación celular*
- *Promueve la angiogenesis*
- *Disminuye la apoptosis*
- *Facilita la invasión celular y la motilidad*
- *Incrementa la adhesion*
- *Esta involucrado en resistencia a las drogas*
- *Esta involucrado en la resistencia endocrina en tumores hormonodependientes.*

Por todos los fundamentos mencionados, se ha elegido esta temática (año 2002), dada la importancia actual y potencial del EGFR en cáncer, enfatizando posibles aplicaciones en tumores sólidos.

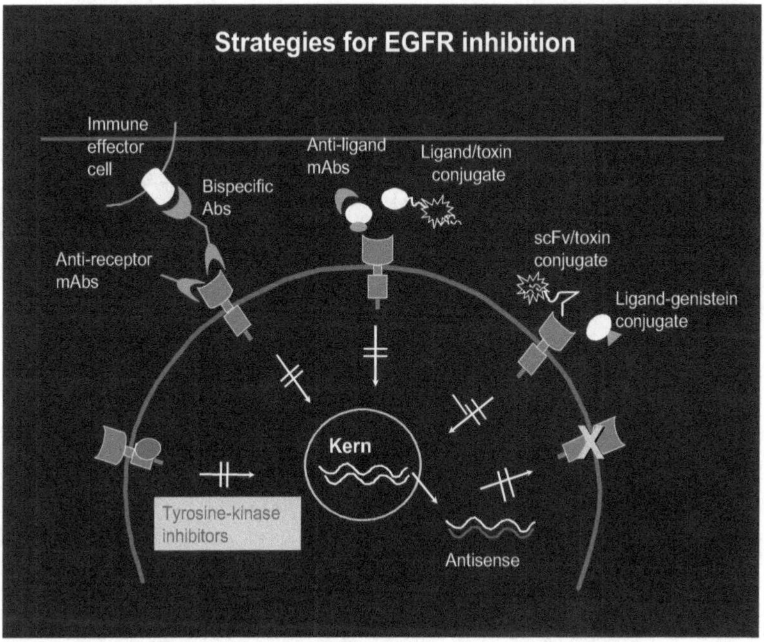

Fig. 3. Estrategias de Inhibición de EGFR

Terapia Anti-Cáncer con Inhibidores del EGF-R

Existen cuatro mecanismos terapéuticos potenciales:

1. Conjugados Ligandos-Toxinas e Inmuno-Toxinas
2. Estrategias Antisentido
3. **Anticuerpos Monoclonales**
4. **Inhibidores de la Tirosin-Quinasa. (EGFR-TQI)**

RECEPTOR DEL FACTOR DE CRECIMIENTO EPIDERMICO Y CANCER

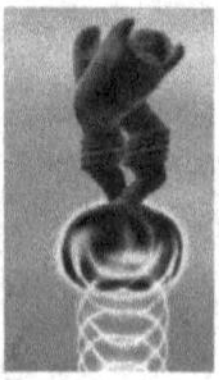

Capitulo 2. PLANTEAMIENTO DEL PROBELMA

2.1 PORQUE EL EGFR?

2.2 BASES CIENTIFICAS PARA EL TRATAMIENTO DEL CANCER

2.3 EGFR Y CANCER

El futuro pertenece a quienes creen en la belleza de sus sueños.

Eleanor Roosevelt *(1884-1962)*
Defensora de los derechos sociales, diplomática

Capitulo 2. PLANTEAMIENTO DEL PROBLEMA

2.1 ¿Por qué EL EGFR?

2.2 Bases Científicas para el Tratamiento del Cáncer

En las últimas décadas, surgió considerable interés en el desarrollo de nuevos agentes que mejoren la respuesta de pacientes con tumores sólidos. Sin embargo, los tratamientos citotóxicos tradicionales son no específicos y no discriminan entre células tumorales y células normales del huésped. [1] además, como ellos son generalmente efectivos contra tumores de alta fracción de crecimiento[2] su eficacia contra tumores sólidos es limitada. Incluso cuando los agentes citotóxicos muestren efectividad, la resistencia tumoral puede desarrollarse.[3] La falta de especificidad y limitada eficacia de los agentes citotóxicos tradicionales ha dado el fundamento científico para el diseño y el desarrollo de *"Terapias Blanco"* (Targeted Therapies) con el objetivo de diferenciar entre células malignas y no malignas, produciendo de esta manera un elevado índice terapéutico y menor toxicidad que la terapia convencional.[1] Para desarrollar tales agentes, era necesario identificar las vías bioquímicas y moleculares aberrantes que distinguen células malignas de células no malignas (biochemical and molecular pathways).[2] Como sucede en las células normales, el crecimiento y la progresión tumoral dependen fundamentalmente de la actividad de los receptores de membrana que controlan las vías de transducción de señales, regulando la proliferación celular, apoptosis, angiogenesis, adhesión y motilidad celular.[2,3]

Uno de esos receptores de membrana celular es el: *Receptor del Factor de Crecimiento Epidérmico o EGFR (**E**pidermal **G**rowth **F**actor **R**eceptor)*, quien ha mostrado jugar un rol fundamental en el crecimiento y persistencia de varios tumores sólidos. Las vías y mecanismos involucrados en la transducción de señales del EGFR han sido propuestos como posibles blancos de tratamiento anticancer, y varios agentes que específicamente inhiben el EGFR han sido desarrollados.[4-6]

2.3 EGFR y Transducción de Señales

El Receptor del Factor de Crecimiento Epidérmico: EGFR, pertenece a la familia ErbB, integrado por cuatro miembros o receptores de membrana celular estrechamente relacionados: *EGFR (HER1 o ErbB-1), ErbB-2 (Her2), ErbB-3 (Her3) y ErbB4 (Her4)*. Estos receptores son glucoproteinas de transmembrana que consisten de un dominio extracelular de unión al ligando, un dominio transmembrana, y un dominio intracelular con actividad tirosin quinasa para transducción de señal.

La activación del EGFR ocurre cuando un ligando, como el factor de crecimiento epidérmico (EGF) o el factor de crecimiento transformante alfa o las amphiregulinas se unen al dominio extracelular. Esto lleva a la dimerizacion del receptor, EGFR (homodimerizacion) o con otro miembro de la familia ErbB (heterodimerizacion).[7]

Siguiendo a la dimerizacion del receptor, ocurre la *activación de la proteína tirosin quinasa intrínseca y su autofosforilacion.* Esos eventos llevan al reclutamiento y fosforilación de varios sustratos intracelulares, dando como resultado señales de mitosis y otras actividades celulares.[8,9]

Los receptores que carecen de la función quinasa, debido a mutaciones en los sitios de unión del ATP, no demuestran un rango completo de respuesta bioquímica después de la unión del ligando[10]; demostrando que la actividad de tirosin quinasa del receptor es requerida en la transducción de señales.

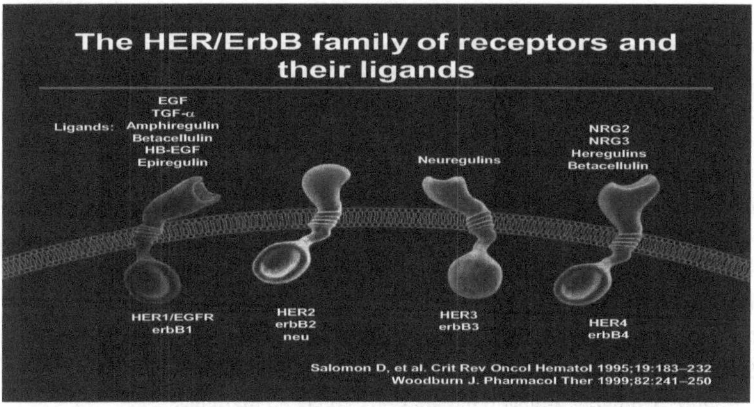

Figura 4. RECEPTORES DE LA FAMILIA HER

Una ruta principal de señalización de la familia ErbB parece ser la vía de: *Ras-Raf-MAP* (mitogen activated protein kinase pathway)[8]. Otra importante vía de transducción de señales del receptor ErbB es la del *fosfatidilinositol 3-quinasa* y la sucesiva protein kinasa *Akt* rio abajo.[11,12] Después de esta activación, Akt transduce las señales que regulan múltiples procesos biológicos incluyendo apoptosis, expresión génica y proliferación celular[13]. Akt tiende a enviar señales de sobrevida (señales antiapop-toticas) por fosforilación de múltiples targets, que incluye el miembro de la familia *Bcl-2 BAD* (un factor proapoptotico)[14] y la *enzima caspasa-9* de la ruta de la muerte celular[15]. Akt también juega un rol prominente en la regulación de la progresión del ciclo celular[13]. Entonces, la transducción de señales del EGFR puede llevar a una cascada de reacciones consecuentes ("rió abajo"), las cuales están sujetas a complejos mecanismos regulatorios[16].

2.4 EGFR y CANCER

La transducción de señales del EGFR impacta en muchos aspectos de la biología tumoral. La activación de EGFR ha mostrado que resalta el proceso de respuesta de *crecimiento y progresión tumoral,* incluyendo la *promoción de la proliferación, angiogenesis y la capacidad de invasión y metástasis*, así como la *inhibición de la apoptosis.*[4,17,18]. *La expresión de EGFR en tumores ha sido correlacionada con progresión de enfermedad, pobre sobrevida, y mala respuesta al tratamiento*[19]*, y el desarrollo de resistencia a los agentes citotoxicos*[20,21]. Altos niveles de EGFR han sido observados en una variedad de tumores, incluyendo *próstata, mama,gástrico, colorectal, y ovario* [4,17,22]. Sin embargo, mecanismos diferentes a la expresión de EGFR afectan las señales del EGFR (revisado por el Dr. Arteaga, Universidad de Vanderbilt,)[23]. Por ejemplo, mutaciones en el EGFR han sido observados en algunos tumores[24-26]; la mas común mutación es **EGFRvIII**, el que carece de un dominio externo de unión a ligando y tiene una activación tirosin quinasa constitutiva, aunque atenuada[17]. EGFRvIII esta comúnmente sobreexpresado como resultado de amplificación génica y ha sido identificada en cáncer de cerebro, pulmón, mama, próstata y estomago[6], sin haber aun sido halladas en células no malignas.

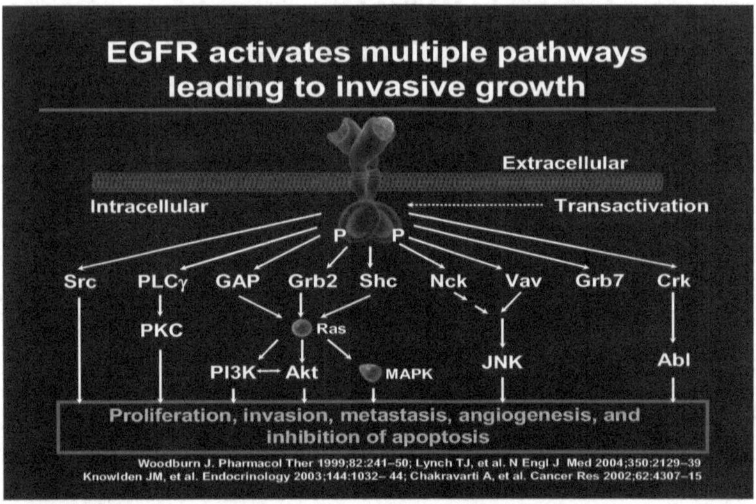

Fig. 5 EGFR y ACTIVACION DE VIAS INTRACELULARES

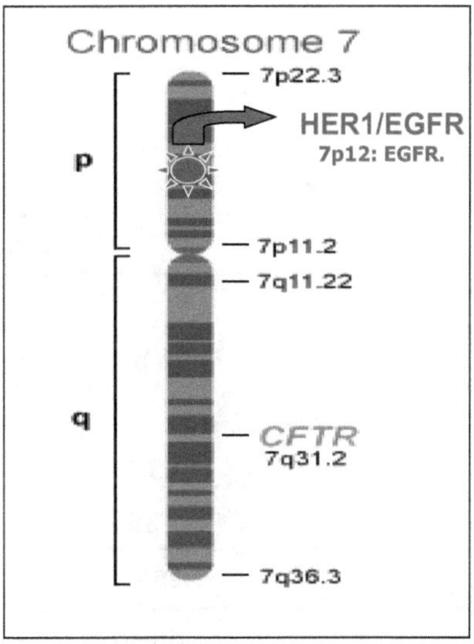

Fig. 6 CROMOSOMA 7 y EGFR

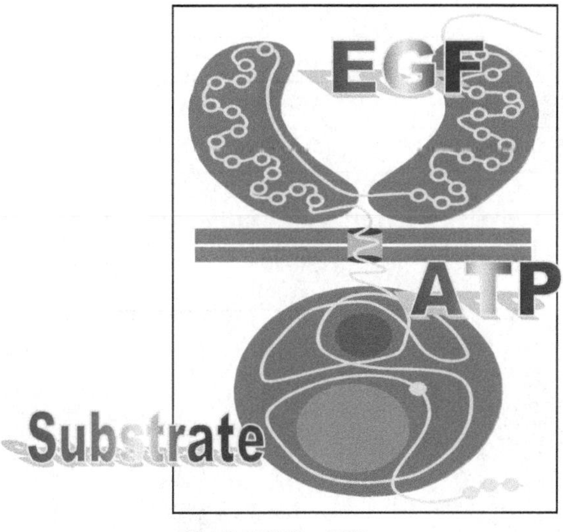

Fig. 7. EGFR y ATP.

Tabla 2. Expresion de EGFR en Tumores Solidos

Tipo de Tumor	Porcentaje de Expresión Tumoral/ Sobreexpresion de EGFR
Cabeza y Cuello*	80-100
Primario de Esofago*	35 (EGFR/TGF-α)
Carcinoma Gastrico*	
- early stage-temprano	3.8
- late stage-avanzado	38
Colon*	25–77
NSCLC*	45–70
Pancreatico*	30–50
Renal*	50–90
Cancer de Mama*	14–91
Ovario*	35–70
Transicional de Vejiga*	>50
Próstata*	40–80
Carcinoma de Cuello Uterino*	50-70

* (citas[23-26])

RECEPTOR DEL FACTOR DE CRECIMIENTO EPIDERMICO Y CANCER

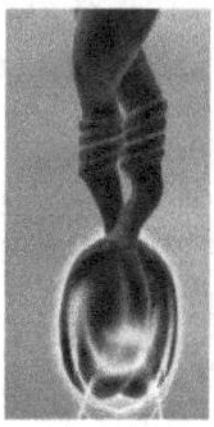

Capitulo 3. PREGUNTAS DE INVESTIGACION Y OBJETIVOS. MATERIAL Y METODOS

3.1 HIPOTESIS:
3.2 OBJETIVOS GENERALES Y ESPECIFICOS
3.3 MATERIAL Y METODOLOGIA

La inspiración existe, pero tiene que encontrarte trabajando.

Pablo Ruiz Picasso (1881-1973);
pintor, grabador, escultor y muralista español

Capitulo 3. PREGUNTAS DE INVESTIGACION Y OBJETIVOS. MATERIAL Y METODOS.

HIPOTESIS Y OBJETIVOS GENERALES

Hipótesis: La hipótesis de trabajo fue que: el bloqueo de EGFR en tumores sólidos, resulta en un enfoque terapéutico factible, efectivo y seguro, para pacientes que sobreexpresen este factor de crecimiento.

Objetivos Generales:

Investigación: estudiar, análzar y documentar el rol del Epidermal Growth Factor Receptor (EGFR) en tumores sólidos y sus implicancias para el tratamiento del cáncer.

Objetivos Específicos:

1. Documentar la incidencia real en nuestro medio de la sobreexpresión del EGFR en muestras de preparados histológicos históricos.
2. Revisar "modelos preclí-nicos", para evaluar la respuesta a inhibidores del EGFR y sus interacciones con otros pathways intracelulares.
3. Explorar las implicancias pronosticas del EGFR en términos de supervivencia libre y supervivencia global.
4. Correlacionar la sobre-expresión del EGFR con otras variables pronosticas.
5. Desarrollar una posible graduación de sobre-expresión del EGFR: score histopatológico.
6. Evaluar la importancia y factibilidad de correlacionar estudios moleculares-genéticos con la sobre-expresión del EGFR.
7. Evaluar en pacientes con sobre-expresión del EGFR un enfoque terapéutico que haga blanco en dicho receptor (tratamientos Anti-EGFR solo o asociado a Quimioterapia y/o Radioterapia)

MATERIAL Y METODOLOGIA GENERAL

1. Material Histopatológico:

- El estudio de sobre-expresión del EGFR se realizó de archivos histopatológicos, de manera retrospectiva y prospectiva. Las Patologías oncológicas posibles de evaluar son:

  1. Cáncer de Colon
  2. Carcinoma Renal
  3. Cáncer de Cabeza y Cuello
  4. **Cáncer de Mama**
  5. Cáncer de Próstata
  6. **Cáncer de Pulmón**
  7. Cáncer de Cuello Uterino
  8. Otros.

- Se realizarón técnicas de marcación de sobre-expresión de EGFR con anticuerpos monoclonales y antisueros específicos para C-erb1, y HER2.

La lectura e Interpretación cualitativa se realizará según técnicas de inmunohistoquímica habituales. Se planteó un score de graduación cuantitativa de marcación, homologando sistemas descriptos para C-erb2.

2. Modelo Preclínico

- A nivel preclínico, se realizó una revisión bibliografica de la respuesta de líneas celulares tumorales a inhibidores del EGFR y las diferentes vías intracelulares.

3. Estudios Moleculares-Genéticos

- Se realizó una revisión de las técnicas de estudios genéticas disponibles, para evaluar la sobreexpresión del oncogen: C-erb, según posibilidades disponibles, y evaluar posibles mutaciones.

4. Estudios Clínicos

- Se analizó en el contexto de protocolos clínicos la respuesta y evolución de los pacientes con los inhibidores del EGFR.

5. Analisis Estadistico

Los datos seran alamacenados en bases de datos y posteriormente analizados con el paquete estadistico SPSS for Windows.

Se efectuaron comparaciones de variables pronosticas en relacion a respuesta al tratamiento, sobreexpresion de EGFR, caracteristicas clinicas y/o moleculares por el metodo de analisis de univarianza, asi como Analisis Multivarianza por Regresion de Cox, según resulte coveniente.

La supervivencia global y la Supervivencia Libre de Progresión se realizarón con el Metodo Kaplan Meier.

RECEPTOR DEL FACTOR DE CRECIMIENTO EPIDERMICO Y CANCER

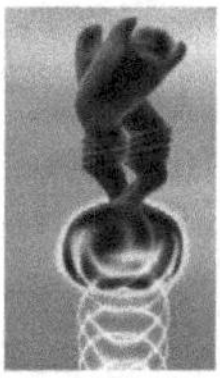

Capitulo 4. SITUACION REFERENCIAL DE LAS TERAPIAS DIANA ANTI-EGFR

4.1 ESTRATEGIAS ACTUALES ANTI-EGFR

4.2 AGENTES ANTI-EGFR: VALIDACION PRECLINICA

4.3 AGENTES ANTI-EGFR: VALIDACION CLINICA

4.4 CONCLUSIONES

Es mejor viajar lleno de esperanza que llegar.

<u>Proverbio japonés</u>

Capitulo 4. SITUACION REFERENCIAL DE LAS TERAPIAS BLANCO ANTI-EGFR.

4.1 *ESTRATEGIAS ACTUALES ANTI- EGFR*

El claro potencial para las terapias blanco contra EGFR en el tratamiento del cáncer a incitado el desarrollo de una variedad de agentes específicos contra el *dominio extracelular, el dominio tirosin quinasa intracelular, el ligando y contra la síntesis de E*GFR. Esos agentes están siendo investigados como monoterapia, así como en combinación con terapias convencionales.

Un número de anticuerpos monoclonales dirigidos contra el dominio extracelular (sitio de unión al ligando), han sido desarrollados, los cuales impiden la unión del ligando (ejemplo: IMC-225 y ABX-EGF). Otro enfoque interesante son los anticuerpos biespecificos (MDX-447) que hacen blanco contra el dominio extracelular sitio de unión del EGFR, así como a epitopes en la superficie de células efectoras del sistema inmune, tales como macrófagos activados por células killer. El objetivo es resaltar el reclutamiento de las células efectoras del sistema inmune en el sitio del tumor, y entonces, iniciar la destrucción de las células tumorales y estimular respuestas inmunes adicionales. Fragmentos variables de cadena simple de anticuerpos contra EGFR conjugado a Toxinas, tales como *Endotoxinas A de Pseudomonas (ETA),* así como toxinas fungales o derivadas de plantas, también han sido investigadas[24].

Uno de los mas potentes conjugados es el *scFv-14e1-ETA toxina fusio-nada,* el cual se une a EGFR y EGFRvIII con igual afinidad, pero tiene 100 veces mas citotoxicidad contra los tumores que expresen EGFRvIII comparado con aquellos que expresen EGFR [1,2].

Otro enfoque interesante ha sido hacer blanco contra la Tirosin Quinasa del dominio intracelular del EGFR usando *pequeñas moléculas inhibitorias de la tirosin quinasa del EGFR (EGFR-TQI)* tales como ZD1839 (Gefitinib: Iressa) y el OSI-774 (Erlotinib: Tarceva). Estos inhiben el ATP uniéndose al dominio intracelular de tirosin quinasa del receptor, inhibiendo así la actividad de la tirosin quinasa y su autofosforilacion produciendo de esta manera un bloqueo de la transducción de señales del EGFR.

Adicionales estrategias usadas contra el EGFR y sus señales intracelulares ha sido dirigida contra sus *ligandos,* tales como la *vacuna EGF recombinante, EGF-P64k*, que consiste en EGF humano recombinante, conjugado a proteína bacteriana recombinante altamente inmunogenica P64k[3]. Terapias dirigidas tanto contra ligandos y producción de EGFR están también siendo investigadas usando *oligonucleotidos anti-sentido* para bloquear la traslación del TGF-ờ y genes de EGFR en sus respectivas proteínas.

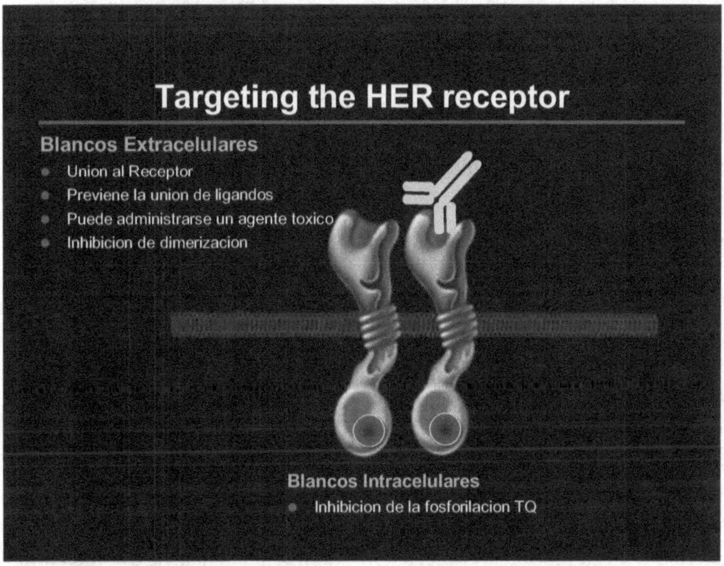

Fig. 8. BLOQUEANDO EL EGFR

Dentro de los agentes de Terapia Dirigida contra el EGFR, el anticuerpo monoclonal IMC-C225 (Cetuximab) y de los EGFR-TKI Iressa y Tarceva son los mas adelantados en su desarrollo. Evidencia preclínica de esos agentes soportan el uso de agentes dirigidos contra EGFR en el tratamiento del cáncer, y su potencial esta siendo evaluado en diversos estudios clínicos.

4.2 AGENTES ANTI-EGFR VALIDACION PRECLINICA

Diferentes estudios tanto in vitro como in vivo han demostrado que los agentes dirigidos contra EGFR inhiben los procesos involucrados en el crecimiento y progresión tumoral, incluidos proliferación, apoptosis, metástasis y angiogenesis. Para ilustrar el cuerpo de evidencia disponible para las terapias blanco EGFR, dos agentes que operan usando diferentes mecanismos son descritos abajo: el anticuerpo monoclonal *IMC-C225(Cetuximab: Erbitux)* y el *EGFR-TKI ZD1839*(Gefitinib: Iressa), que fueron los primeros evaluados.

El anticuerpo monoclonal anti-EGFR *IMC-C225 (Cetuximab)* ha mostrado inhibir el crecimiento y la sobrevida in vitro e in vivo[4]. Esto causa un incremento en la expresión del inhibidor del ciclo celular $p27^{KIP1}$, resultando en la formación del complejo inhibitorio $p27^{KIP1}$*-Ciclina dependiente de Kinasa-2* que previene que las células salgan de la fase G1 del ciclo celular[5]. IMC-C225 ha mostrado también capacidad de inducir apoptosis en algunas líneas celulares[6], y la inhibición de la producción de factores angiogenicos, in vitro e in vivo[7], así como inhibición de metastasis[8].

Diversos datos provenientes de estudios in vitro han revelado que, en adición a la reducción de la proliferación celular, el EGFR-TQI ZD1839 induce arresto del ciclo celular, incremento de la apoptosis y posee actividad antiangiogenica[9]. En adición, ZD1839 ha mostrado tener propiedades antimetastasicas en células de cáncer de cabeza y cuello y cáncer de mama[10]. ZD1839 inhibe la migración e invasividad de células cancerosas por el bloqueo de *p21-kinasa 1 activada,* el cual es vital para la motilidad direccional y sobrevida celular. En estudios in vivo se ha confirmado esta capacidad para inhibir el crecimiento tumoral en una variedad de tipos de tumores incluyendo cáncer de próstata, mama, ovario, colon, pulmón pequeñas y no pequeñas células[9,11,12]. Sin embargo, el nivel de expresión de EGFR en xenotrasplantes no parece influenciar el efecto de ZD1839, indicando que el nivel de expresión de EGFR no es el único factor que influencia el sistema de señales de EGFR[13].

Estudios preclínicos han también demostrado que las terapias dirigidas contra EGFR tienen un potencial para usar en combinación con agentes citotóxicos o quimioterapia[14-16] y con radioterapia[17,18]; por ejemplo, IMC-C225 en combinación con topotecan incrementa la sobrevida de xenoinjertos de cáncer de colon humano en ratones desnudos[19]. ZD1839 también potencia el efecto inhibitorio del crecimiento de agentes citotoxicos[11,12,19,20], y datos preliminares indican un efecto aditivo o sinérgico en combinación con radiación ionizante[19].

4.3 VALIDACION CLÍNICA

El uso de anticuerpos monoclonales contra la familia de receptores de ErbB ha sido validado con el T*rastuzumab (Herceptin)*, un anticuerpo humanizado generado contra el dominio extracelular de ErbB-2, el cual fue aprobado por la FDA (Food and Drug Administration US) en septiembre de 1998 para el tratamiento de cáncer de mama metastático. Trastuzumab es generalmente bien tolerado, aunque efectos cardiacos serios pueden ocurrir en algunos pacientes[21], especialmente aquellos arriba de 60 años de edad o aquellos que están recibiendo concomitantemente doxorubicina/ciclofosfamida. La cardiotoxicidad se pensó que podría estar relacionada a expresión cardiaca de ErbB-2[22]

El más avanzado anticuerpo monoclonal anti EGFR, en desarrollo clínico fue el IMC-C225 (Cetuximab). Reportes preliminares de los siguientes trials han sido promisorios: Fase III de IMC-C225 en combinación con cisplatino en pacientes con cáncer de cabeza y cuello recurrente o metastasico[23], Fase II de IMC-C225 monoterapia en cáncer colorectal[24], fase I / II de terapia de combinación con cisplatino[25], o cisplatino / carboplatino[26] carcinoma escamoso de cabeza y cuello y con irinotecan / 5-fluorouracilo/leucovorin en cáncer colorectal[27]. El más común evento adverso relacionado a IMC-C225 fue el rash acneiforme.

Aunque el anticuerpo quimérico IMC-C225, formado por el reemplazo de las regiones constantes de anticuerpo murino con la región constante de inmunoglobulina humana, reduce enormemente la inmunogenicidad comparada con los anticuerpos originales de ratón, la reacción anafiláctica y pérdida de eficacia han sido vistas después de exposición repetida, debido a la formación de anticuerpos humanos antiraton[22]. Una versión humanizada de IMC-C225, EMD-7200, ha sido desarrollada, y ha mostrado eficacia promisoria como agente único en ensayos fase I, y fase II en pacientes con cáncer de ovario y cabeza y cuello[28].

Más recientemente *Panitumumab*, un anticuerpo monoclonal contra EGFR, 100 % humano, desarrollado por AMGEN Inc. Se encuentra ya en Investigación Clinica Avanzada. Nuestro Grupo de Trabajo tiene en marcha un Fase III Randomizado, en Cancer de Colon Metastasico Primera Linea de Tratamiento. El potencial de las terapias blanco contra la tirosin quinasa ha sido demostrado con el I*matinib (Gleevec)*, un inhibidor de tirosin kinasa asociado con Bcr-Abl y c-kit y la tirosin kinasa del receptor del factor de crecimiento derivado de plaquetas. Imatinib fue lanzado en USA en mayo del 2001 para el tratamiento de pacientes con leucemia mieloide crónica. En febrero de 2002, *imatinib* gano la aprobación de la FDA para su uso en pacientes con tumores gastrointestinales del estroma inoperable y/o metastasico: GIST (malignant gastrointestinal stromal tumors).

Estudios clínicos han mostrado que ZD1839 es activo en tumores sólidos, teniendo como efectos secundarios más comunes rash y diarrea leve y reversible (reviewed by Herbst[29], Natale[30], y Ranson[31]). ZD1839 ha pasado por evaluaciones clínicas fase II y III, solo y en combinación con agentes citotóxicos en cáncer de pulmón no pequeñas células, habiendo demostrado actividad clínica en fase II en pacientes con cáncer de cabeza y cuello[32] y Pulmon[33,34]. En adición al efecto antiproliferativo esperado de los EGFR-TQI, respuestas oncológicas con estabilización de la enfermedad y respuesta parcial, fueron observadas en algunos pacientes. Estudios Fase I y II han mostrado la factibilidad de la combinación de ZD1839 con otros agentes citotóxicos[35].

Estudios tempranos del OSI-774 (Erlotinib: Tarceva) como monoterapia indicó actividad en cáncer de pulmón no pequeñas células, cabeza y cuello y ovario[36-39]; estudios de combinación también fueron desarrollados[40-41]. Estudios Fase II y III con erlotinib han sido completados. (Ver capitulo 4 para mas detalles de esto resultados)

4.4 CONCLUSIONES

Debido a que el EGFR esta altamente expresado en una variedad de tumores sólidos y está asociado con pobre respuesta al tratamiento, progresión de enfermedad y pobre sobrevida, la inhibición de EGFR resulta en una estrategia lógica contra el cáncer. Varios posibles puntos inhibitorios de intervención en el receptor han sido identificados, estos mecanismos incluyen *inhibición de unión al ligando y el sistema de señales intracelulares.* Resultados preclínicos de una multitud de nuevos agentes anti EGFR han mostrado que muchos de estos enfoques para inhibir las señales EGFR son factibles y que la inhibición del EGFR produce disminución de la proliferación, angiogenesis y metástasis de las células malignas, así como un incremento de la apoptosis. Muchas de las rutas o caminos intracelulares involucrados con esos efectos antitumorales están siendo probados; este mejor conocimiento y comprensión nos han llevado al desarrollo de agentes, con potencial de beneficio a pacientes con una variedad de tumores. El desarrollo clínico de IMC-C225, ZD1839 y OSI-774 pasaron en su momento a evaluaciones clínicas fase III. En adición a la eficacia como monoterapia, estos agentes exitosamente resaltan la actividad de los agentes citotóxicos convencionales y pueden proveer regimenes de tratamiento alternativo para pacientes con tumores sólidos.

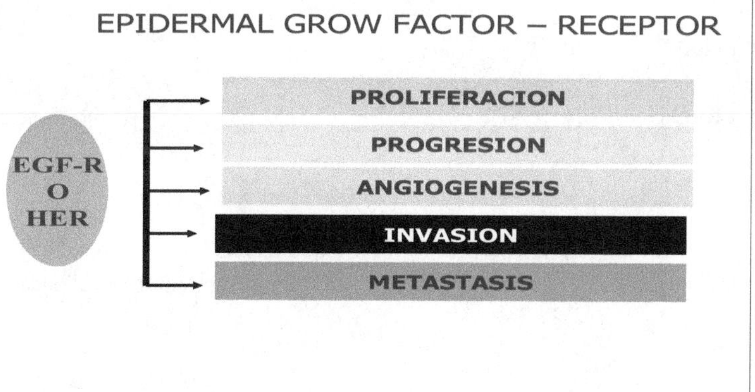

Fig. 9. MECANISMOS DEL EGFR

RECEPTOR DEL FACTOR DE CRECIMIENTO EPIDERMICO Y CANCER

Capitulo 5. DESARROLLO CLINICO DE PEQUEÑAS MOLECULAS INHIBITORIAS DE EGFR EN CANCER DE PULMON NO PEQUEÑAS CELULAS (CPNPC)

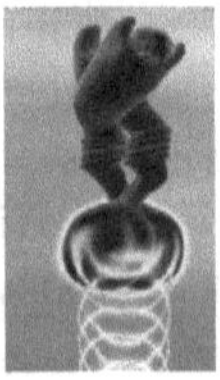

5.1 INTRODUCCION

5.2 GEFITINIB EN CPNPC

5.3 ENSAYOS CLINICOS FASE I Y FASE II: MONOTERAPIA.

5.4 ENSAYOS FASE III

5.5 ERLOTINIB EN CPNPC

Lo que sabemos es una gota de agua;
lo que ignoramos es el océano.

Isaac Newton *(1642-1727)*
Matemático y físico británico.

Capitulo 5. DESARROLLO CLINICO DE PEQUEÑAS MOLECULAS INHIBITORIAS DE EGFR EN CANCER DE PULMON NO PEQUEÑAS

Introducción

El cáncer de pulmón es la principal causa de muerte relacionada con cáncer en el mundo. [1] La mayoría de pacientes son diagnosticados con carcinoma de pulmon no pequeñas celulas (CPNPC) como adenocarcinoma, carcinoma de células escamosas, células grandes o carcinoma indiferenciado. Muchos pacientes se presentan con enfermedad avanzada o metastasica, que sin tratamiento tiene una supervivencia media de 4-5 meses, y una supervivencia a 1 año menor al 10 %. El tratamiento base platino (cisplatino o carboplatino) en combinación con una droga citotóxica de tercera generación (gemcitabine, vinorelbine, o taxanos) pueden extender la supervivencia y mejorar los síntomas sin efectos adversos en calidad de vida. Estos regimenes llevan a una respuesta de 30-40 % de los pacientes, una supervivencia media de 8-10 meses y una supervivencia a 1 año de 30-40 %.[2] La Quimioterapia de segunda línea con docetaxel o pemetrexed puede paliar los síntomas y alargar la supervivencia.[3] Sin embargo, ningún régimen de quimioterapia ha probado efectividad para tercera línea de tratamiento. Análisis retrospectivos [4] han sugerido que la respuesta a tercera línea de quimioterapia es solo del 2% y una supervivencia media de 4 meses, similar a la esperada con los cuidados de mejor soporte clínico solo. Entonces quizás hemos alcanzado un plateau con la quimioterapia existente, y adicionales progresos vengan de mano del desarrollo de terapias blanco para caminos moleculares específicos implicados en la biología molecular del cáncer.

El Factor de Crecimiento Epidérmico (EGFR: Epidermal Growth Factor Receptor) fue identificado como un candidato para la terapia del cáncer mas de dos décadas atrás.[5] Este receptor esta expresado en muchos pacientes con CPNPC, y tiene un rol en la proliferación celular, inhibición de la apoptosis, angiogenesis, potencial metastasico y quimioresistencia **(figura 10).** EGFR tiene un dominio extracelular de unión al ligando, una región transmembrana, y un dominio intracelular de señal de tirosin quinasa. Los ligandos que se unen a este receptor como el factor de crecimiento epidérmico y el factor de crecimiento trasformante α, causa fosforilación de la tirosin Protein Kinase) y PI3K (phosphatidyl inositol 3 kinase)–AKT, que regula la proliferación y sobrevida celular. Otro mecanismo de activación de receptor en cáncer incluye incremento génico del número de copias y activación por mutaciones en el dominio tirosin quinasa del EGFR.[7]

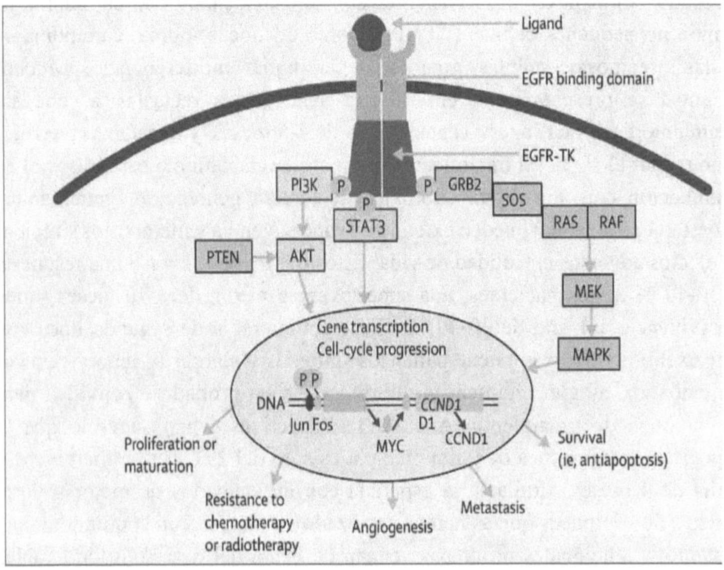

Figura 10. Transduccion de Señales EGFR y Efectos Biologicos.

TK=tyrosine kinase. P=phosphorylation. GRB2=growth factor receptor-bound protein 2. SOS=son of sevenless. MEK=MAPK kinase. PTEN=phosphatidyinositol-3,4,5-triphosphate 3-phosphatase.

Las pequeñas moléculas inhibitorias de EGFR, gefitinib y erlotinib, han mostrado actividad antitumoral y alivio de los síntomas en pacientes con CPNPC quienes han agotado la quimioterapia estándar. Gefitinib y Erlotinib son anilinoquinazolines sintéticas con biodisponibilidad oral que poseen actividad selectiva y previenen de manera reversible la unión ATP y la autofosforilacion de la tirosin quinasa del EGFR. Otra estrategia farmacológica en ensayos clínicos para la inhibición terapéutica del EGFR son los anticuerpos monoclonales que antagonizan el sitio de unión al receptor, tales como cetuximab, adicionalmente un tercer grupo de pequeñas moléculas que poseen amplia actividad contra tirosin quinasas de otros receptores en adición a EGFR, son: PKI-166, lapatinib, canertinib, EKB-569, y ZD6474.[8,9]

Diversos estudios clínicos de gefitinib[10,11] y erlotinib [12,13] han mostrado la viabilidad terapéutica de agentes diana específicos en CPNPC, y la autorización de erlotinib constituye un importante adelanto. Sin embargo, el desarrollo de gefitinib ha sido más problemático. Aunque gefitinib recibió una aprobación acelerada por la US Food and Drug Administration (FDA) en el 2003 basados en datos alentadores de fase II, esa condición de aprobación fue restringida en el 2004 debido a los resultados no positivos del estudio fase III ISEL (Iressa Survival Evaluation in Lung Cancer). [14] Gefitinib no esta actualmente disponible en USA, Canadá y la mayoría de los países de Europa, pero permanece aprobado en India, Japón y China. Revisaremos los ensayos clinicos[10,11] que resultaron en la aprobación condicional de gefitinib; comparando y contrastando los resultados controlados de monoterapia y placebo de gefitinib y erlotinib; y discutiremos finalmente ensayos posteriores, para centrarnos en la pregunta hacia donde va el futuro de gefitinib?. (ver capitulo 8)

Gefitinib en CPNPC

Ensayos Clínicos Fase I y Fase II: Monoterapia.

La dosis óptima y esquemas de gefitinib fueron investigados en cinco estudios fase I [15-19] que incluyeron 282 pacientes, de los cuales más de 100 eran CPNPC. Esquemas de dosis: Intermitente (ejemplo: no diario) y Crónico (ejemplo: diario) fueron evaluadas con un rango de 50 mg. – 1000 mg. Por día. Los efectos tóxicos fueron generalmente leves (grado 1-2 en Common Toxicity Criteria of the National Cancer Institute), reversible, y presentándose principalmente como un rash acneiforme-like y diarrea. El efecto toxico dosis limitante fue la diarrea, que se presentaba a dosis de 700-1000 mg. por día. Respuestas tumorales parciales evaluadas por criterios RECIST (response evaluation criteria in solid tumour) fueron vistas a varias dosis diferentes en el 23 % de los pacientes, incluyendo aquellos con CPNPC.[15–19] Estudios fase I, que incluyeron evaluaciones exploratorias farmacodinámicas, con objetivos finales para confirmar la inhibición del target fueron realizados·[15–19] Biopsias de piel fueron usadas como marcadores surrogantes de tumor, y evidencia de inhibición target, evaluada por análisis de inmunohistoquimica, incluyo disminución de fosforilación de EGFR y cambios en la expresión de las proteínas de señalización rió abajo. [20] Los resultados de esos estudios[15–19,] llevaron a los investigadores a concluir que gefitinib a dosis de 150 mg o mas estuvo asociado con inhibición del target, dosis de 150-800 mg fueron asociados con respuestas tumorales, y dosis de mas de 600 mg por día fueron asociados con mas interrupciones de dosis y reducciones en el tratamiento debido a efectos tóxicos. Entonces, las dosis seleccionadas para su evaluación de actividad antitumoral en estudios fase II fueron: 250 mg y 500 mg.

Los estudios fase II randomizados: IDEAL 1 e IDEAL 2: Iressa Dose Evaluation in Advanced Lung Cancer (IDEAL 1 [10] y el IDEAL 2[11]), fueron diseñados para investigar la eficacia y seguridad de gefitinib para pacientes con CPNPC quienes habían sido tratados previamente. El ensayo randomizado IDEAL 1 [10] asignó 210 pacientes con CPNPC avanzado en Europa, Australia, Japón y Sudáfrica, quienes habían recibido previamente uno o mas regimenes de quimioterapia, al menos uno de los cuales contenía platino. El ensayo IDEAL 2[11] tuvo un diseño similar: 216 pacientes en USA quienes habían recibido dos o más regimenes de quimioterapia previa que incluía platino y docetaxel. En ambos ensayos, [10,11] los pacientes fueron asignados de manera randomizada tanto a 250 mg o 500 mg de gefitinib por día, y los síntomas reportados por los pacientes fueron registrados. La respuesta según los criterios RECIST tuvo un rango de 9 % a 19 %, y 27 (36%) de los pacientes mostraron enfermedad estable. No se observo diferencias de respuesta entre las dosis, [21] pero un incremento de la respuesta fue notado en pacientes con historia de no fumadores (<100 cigarrillos en su vida), en mujeres, en aquellos con histología de adenocarcinoma, y en aquellos de origen asiático, comparado con pacientes que no tuvieron esas características.

En el ensayo IDEAL, [10,11] la mejoría de los síntomas como tos y disnea, que son frecuentemente difíciles de manejar con el mejor soporte clínico, ocurrió rápidamente dentro de la primeras semanas de tratamiento. No se observo diferencias en el control de síntomas entre pacientes que recibieron 250 mg y los que recibieron 500 mg de gefitinib. La sobrevida global media para pacientes en el IDEAL 2[11] que recibieron 250 mg y presentaron mejoría de los síntomas fue de 13.6 meses, comparado con 4.6 meses para pacientes que recibieron 250 mg sin mejoría de los síntomas. Alrededor de 40 % de los pacientes en el estudio IDEAL[10,11] tuvieron mejorías objetivas de los síntomas, muchos de los cuales presentaron enfermedad estable como mejor respuesta. De manera notable, de aquellos con mejora en sus síntomas y enfermedad estable, la sobrevida media fue de 12.8 meses comparado con 4.8 meses para los pacientes con enfermedad estable, pero sin beneficio en los síntomas. [22]

Aunque los estudios IDEAL[10,11] no fueron controlados con placebo, las respuestas fueron superiores a las registradas para pacientes en el estudio TAX317[23] quienes fueron asignados a docetaxel como segunda línea de quimioterapia. Este ensayo[23] mostró una ventaja significativa de la supervivencia de 2 meses para el docetaxel comparado con el mejor soporte clínico. Entonces las respuestas obtenidas de los estudios IDEAL [10,11] fueron anticipados de traducirse en una ventaja en la supervivencia. En base a estos datos, gefitinib recibió aprobación acelerada por la FDA en mayo de 2003, para usarse como monoterapia en pacientes con CPNPC localmente avanzado o metastasico que progresaron después de tratamiento con quimioterapia que contengan platino o docetaxel. La dosis de gefitinib recomendada fue de 250 mg debido a que no se observo diferencias entre las dos diferentes dosis; pero mayores y mas severos efectos tóxicos fueron notados con la dosis de 500 mg.[21] Por ejemplo, en el IDEAL2, con dosis de 250 mg y 500 mg, resultaron en rash de 62% y 75%, diarrea 57% y 75%, cualquier grado 3-4 de efectos tóxicos en 7% y 18% respectivamente.

Ensayos Fase III

Los primeros ensayos clínicos Fase III reportados con gefitinib fueron el INTAC1 y el INTAC2 (Iressa NSCLC Trial Assessing Combination Therapy

[24, 25], el INTAC1 (1093 pacientes) y el INTAC2 (1037 pacientes), los cuales fueron diseñados para evaluar el uso concurrente de quimioterapia con gefitinib comparado con quimioterapia sola en pacientes con CPNPC avanzado que no habían recibido quimioterapia. La quimioterapia usada en el INTAC1 fue gemcitabine y cisplatino, mientras que en el INTAC2 se evaluó carboplatino y paclitaxel. Ambos estudios fueron negativos - una decepción después de los estudios IDEAL. Posibles explicaciones para los resultados negativos de gefitinib combinado con quimioterapia incluyeron el esquema de dosis diarias, continuas de gefitinib administrado en estudios clínicos, y no la administración en pulsos que ha sido efectiva en estudios preclínicos en animales, el antagonismo entre gefitinib y la quimioterapia, así como los esquemas tripletes de tres drogas se sabia que no eran mejores que dos drogas. [8]

El estudio ISEL (Iressa Survival Evaluation in advanced Lung cancer) [14] fue diseñado para evaluar mejor soporte clínico con gefitinib o placebo en pacientes con CPNPC que habían sido tratados previamente. Fueron enrolados 1692 pacientes de 210 centros en 28 países de Europa, Asia, USA, Sudamérica, Australia y Canadá. Los resultados[14] mostraron una tasa de respuesta objetiva perceptiblemte más alta (respuesta completa y respuesta parcial) para los pacientes con gefitinib comparado contra placebo (8% vs. 1% $p<0{\cdot}0001$), pero no mostró una diferencia significativa entre los grupos en términos de supervivencia. La supervivencia media fue de 5.6 mese y la supervivencia a 1 año fue de 27% para pacientes con gefitinib, comparado con 5.1 meses y 21% respectivamente para placebo (tabla 3), y fue determinado usando log-rank test estratificado, según el análisis estadístico primario preplaneado. Un análisis secundario con regresión de Cox's con covariables ajustadas para el mismo factor como el log-rank test (ejemplo: histología, historia de fumador, performance status, sexo, razón del fallo a quimioterapia previa y numero de regimenes previos de quimioterapia) sugirió significado a favor de gefitinib globalmente ($p=0.03$) y para aquellos con adenocarcinoma ($p=0{\cdot}033$). Con una media de seguimiento de 7.2 meses, el tiempo al fallo de tratamiento (usualmente sintomáticos o progresión objetiva de la enfermedad) para todos los pacientes evaluables fue de 3.0 meses para gefitinib versus 2.6 meses para placebo (0.82 [0.73–0.92], $p=0{\cdot}0006$). Análisis preplaneado de subgrupos mostró un beneficio significativo en la supervivencia para gefitinib en pacientes no fumadores y en pacientes de origen asiático. (Tabla 3)

Tabla 3. Sobrevida Global Media por subgrupos ensayos en grupos ISEL y BR21

	ISEL				BR21				
	n	Sobrevida media (meses)		Hazzard ratio 95%	n	Sobrevida media (meses)		Hazzard ratio 95%	Log-rank P
		Gefitinib	Placebo			Erlotinib	Placebo		
En general	1692	56	51	0-89(077-1.02)*	731	6.7	4.7	0-7(06-09)* 0.7(0.6-0.9)	<0.001 0.002
No fumadores	375	8.9	61	0-67(049-092)*	146	12.3	5.5	0.4(03-06)* 0.8(0.6-1.0)+	<0.001 0.048
Origen Asiático	34.2	9.5	5.5	0.66(0.48-0.91)*	91	NR	NR	0.6(0.4-1.0)* 0.7(0.5-0.9)+	0.06 0.01

* Análisis Univariado
NR= No reportado
+Análisis multivariado

Después de los resultados de los grandes estudios ISEL [26] dos estudios fases III de gefitinib[28,29] se cerraron prematuramente. El estudio SWOG 0023 (Southwest Oncology Group) para evaluar 250 mg de gefitnib en mantenimiento (terapia de mantenimiento de respuesta a tratamiento previo) o placebo después de radioterapia concomitante con platino o etoposido y consolidación de docetaxel se cerró tempranamente después de que 597 pacientes de los 840 planeados fueron registrados. De estos, 263 fueron asignados de manera randomizada a tanto gefitinib o placebo. Un analisis interino no planeado[28] mostró que el mantenimiento con gefitinib era improbable de mejorar la supervivencia (p=0·0015) incluso si el estudio completara su reclutamiento programado. La supervivencia global para gefitinib fue de 19 meses comparada con 26 meses para el grupo placebo. Aunque estos resultados no fueron significativos, los resultados del grupo de gefitinib pusieron en duda su uso en este contexto. El estudio BR19 del National Cancer Institute of Canada, de gefitinib adyuvante comparado con placebo para CPNPC en estadios tempranos resecados también se cerró tempranamente, aunque sus resultados no están disponibles hasta la fecha.

Erlotinib en CPNPC

Consistentemente con el estudio INTAC,[24,25] los resultados de los estudios de diseño similar con erlotinib[12,26] en combinación con quimioterapia fueron negativos.

En el estudio TALENT (Tarceva Lung cancEr iNvesTigation outside the USA),[27] 1172 pacientes fueron asignados a recibir erlotinib o placebo en combinación con gemcitabine y cisplatino, mientras que el estudio de erlotinib en cáncer de pulmón conducido en USA se asocio a Taxol y Carboplatino: TRIBUTE (Tarceva Responses in Conjunction with Taxol and Carboplatin) ,[26] 1059 pacientes fueron randomizados a recibir erlotinib o placebo combinado con carboplatino y taxol como primera línea de tratamiento para CPNPC avanzado. En este estudio, aunque los grupos no difirieron en supervivencia global, tiempo a la progresión, u otro parámetro de respuesta, la sobrevida global media para no fumadores quienes fueron asignados a quimioterapia y erlotinib (n=69) fue 23 meses comparado con 10 meses para los no fumadores quienes fueron asignados a quimioterapia y placebo (n=44; hazard ratio [HR] 0.49 [95% CI 0.28–0.85]).Los resultados del análisis del subgrupo no fumadores del estudio INTACT[24,25] no ha sido reportado.

Los resultados del estudio randomizado, fase III controlado con placebo de erlotinib con mejor soporte clínico, BR21; N=731[12] conducido por el National Cancer Institute of Canada fueron reportados antes que los del estudio ISEL. [14] En este estudio, la supervivencia media fue 6.7 meses y la supervivencia a 1 año fue de 31% para pacientes tratados con erlotinib, comparado con 4.7 meses y 22%, respectivamente, para placebo (**tabla** 3).[12] El análisis de subgrupos por regresión de Cox en el estudio BR21 mostró mayor supervivencia en los no fumadores comparado con aquellos asignados a placebo (**tabla** 3).

En base a los datos del estudio BR21[12] erlotinib fue aprobado por la FDA para pacientes con CPNPC avanzado, previamente tratados, en noviembre de 2004. Consecuentemente, cuando los datos del ISEL[14] estuvo disponible en diciembre de 2004, gefitinib fue retirado por la FDA para uso restringido a pacientes que ya lo estaban recibiendo y estaban obteniendo beneficio clínico de acuerdo al criterio del medico prescriptor.

RECEPTOR DEL FACTOR DE CRECIMIENTO EPIDERMICO Y CANCER

Capitulo 6. ACTIVACION DE TIROSIN QUINASAS Y SUS IMPLICANCIAS EN ONCOLOGIA

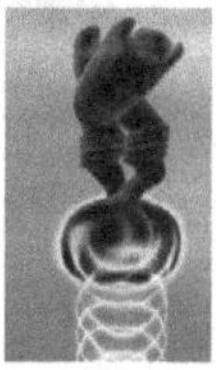

Lo admirable es que el hombre siga luchando y creando belleza en medio de un mundo bárbaro y hostil.

Ernesto Sábato *(1911-?)*
Escritor argentino.

Capitulo 6. ACTIVACION DE TIROSIN QUINASAS Y SUS IMPLICANCIAS EN ONCOLOGIA

6.1 INTRODUCCION

El desarrollo clínico de inhibidores diana de la tirosin quinasa, para el tratamiento del cáncer, representa una brecha en la comprensión del mecanismo molecular de la enfermedad, y un desafió y revisión de las estrategias existentes. Las pequeñas moléculas inhibitorias de TQ, tales como *STA571 (Imatinib mesilato, Gleevec,* Novartis Pharmaceuticals Corporation; East Hanover, NJ), *Gefitinib (Iressa*; AstraZeneca Pharma-ceuticals LP; Wilmington,DE) y *OSI-774* (*Erlotinib, Tarceva*; OSI Pharmaceuticals; Melvilla; NY/Genentech; South San Francisco, CA), a diferencia de las terapias basadas en anticuerpos monoclonales, estas pequeñas moléculas entran a la célula tumoral y directamente interfieren con la enzima TQ que están aberrantemente activadas en las células del tumor y son criticas para el desarrollo del crecimiento del tumor. Su biodisponibilidad oral y su buen perfil de tolerancia también distinguen estos agentes de la quimioterapia citotóxica convencional. Es muy importante comprender estos nuevos enfoques terapéuticos, así como identificar cual es su mejor lugar en los tratamientos oncológicos actuales, como combinarlos y buscar como maximizar su potencial, ya que muchos de estos nuevos inhibidores moleculares ya estan disponibles actualmente y en uso clínico.

6.2 TIROSIN QUINASA COMO BLANCO DE TERAPIA ANTITUMORAL

Las Tirosin Quinasas son enzimas que transfieren grupos δ-fosfatos del ATP del grupo hidroxilo de los residuos tirosina en moléculas de transducción de señales.[1] La fosforilación de las moléculas de transducción es el principal evento de activación que lleva a cambios dramáticos en el crecimiento del tumor. Algunas tirosin quinasas, tales como EGFR-TQ, se autofosforilan cuando están activados, y fosforilan a otras moléculas de señalización.[2] Las Tirosin Quinasas juegan un rol central en la transducción de señales, actuando como puntos de enlace para una compleja red de moléculas de señales interdependientes que finalmente afectan la trascripción génica dentro del núcleo. La regulación estricta de la actividad de las Tirosin Quinasas controlan los procesos celulares mas fundamentales: *Ciclo Celular, Proliferación, Diferenciación, Motilidad y Sobrevida o Muerte Celular.*[3,4] En las células tumorales es frecuente que las llaves de las TQ no esten adecuadamente controladas, y su excesiva fosforilación conduce a la activación de las vías celulares.

Aproximadamente 90 TQ han sido identificadas, 58 de los cuales son *Tipo Receptor Transmembrana* y 32 *Tipo Citoplasmáticos (No-Receptor).*[5] *Las TQ transducen señales tanto desde fuera como desde dentro de la célula, y funcionan como punto de relación para los caminos o vías intracelulares. Las TQ no Receptor son hallados en el citoplasma, la proteína de fusión Bcr-Abl y Src son ejemplos de TQ no receptor que transduce señales dentro de la célula. Ambos tipos de TQ son hallados regularmente en forma mutada o están expresados en altos niveles en canceres humanos.*[5,6] *Ejemplos de TQ de receptores que clínicamente están siendo aplicados como blancos incluyen: EGFR, HER2, PDGFR, VEGF, C-kit/ítem cell*[7-10]*. Estas nuevas terapias blanco están diseñadas para aprovechar la diferencia molecular específica de las células tumorales comparado con tejidos normales. El objetivo es alcanzar respuestas tumorales con mejor perfil de seguridad que aquellas asociadas con la quimioterapia citotóxica.*

6.3 EGFR-TQ y CANCER

Una elevación anormal de la actividad de EGFR-TQ está asociada con los tumores sólidos mas comunes: cáncer de pulmón no pequeñas células, Adenocarcinoma Colorectal, Glioblastoma, Carcinoma escamoso de cabeza y Cuello, Cáncer Gástrico, Pancreático, Mama, Ovario, Cáncer de Cuello Uterino y de Próstata. (Tabla 2).

La unión de ligandos induce homodimerizacion o heterodi-merizacion del receptor. ErbB-2 o HER2 es la pareja preferida de unión de todos los otros miembros de la familia ErbB. *Existe evidencia que la inhibición combinada de EGFR y ErbB-2/Her2 puede inhibir sinergicamente el crecimiento de algunos tipos tumorales y reducir la resistencia*[11-13].

Panorama Actual y Futuro

La inhibición de las Tirosin Quinasa de los diversos Factores de Crecimiento, constituyen un excitante campo de investigación tanto en el laboratorio como de aplicación clínica práctica.

Muchos de estos inhibidores se encontraron bajo intensa investigación clínica después de haber demostrado tanto en modelos in vitro como in vivo, poseer actividad antitumoral promisoria, algunos de ellos ya se han ganado un lugar dentro del arsenal terapéutico contra el cáncer.

Una excitante puerta de posibilidades se abre al contar con inhibidores de TQ de diversos factores de crecimiento y angiogenesis, así como estimular y potenciar la respuesta inmunológica y la apoptosis.

A continuacion solo mencionaremos a manera de ejemplo algunas moléculas, así como su blanco molecular de bloqueo y su aplicación clínica en investigación o ya superada fase III.

ERLOTINIB, GEFITINIB

Inhibe: EGFR. Aprobado para CPNPC.
Múltiples estudios en otros tumores sólidos.

LAPATINIB

Inhibe HER2. Aprobado para Cáncer de Mama Refractario.

IMATINIB

Inhibe *Bcr-Abl y Src*. Aprobado para LMC.
Aprobado para GIST

SUNITINIB

Inhibe VEGFR, PDGFR, Aprobado para Cáncer Renal.
En estudio para otros tumores solidos.

SORAFENIB

Inhibe VEGFR, PDGFR, Aprobado para Cáncer Renal.
En aprobación para Carcinoma Hepatocelular.

Tabla 4. CARACTERISTICAS DE VEGFR TQIs

Droga	Media - vida (h)	IC 50 (nM)					Otro
		VEGFR-1	VEGFR-2	VEGFR-3	PDGFR	KIT	
Sunitinib	44		9	17	8	10	RET
Sorafenib	27		90	20		68	B-Raf,RET
AZD2171	13-35	5	< 1	< 3	5-8	2	
AMG 706	5-7	2	3	6	8	84	RET
ZD6474	120	1600	40	110			EGFR,RET
AGO13736	2-5	1.2	0.25	0.29			
Vatalinib	3-6	54	39	195	567	364	
BIBF1120		21	21	13	59		FGFR-1/3

*Bioquímica IC50 valores que fueron determinados usando diferentes métodos entre los estudios y estos no son directamente comparables.

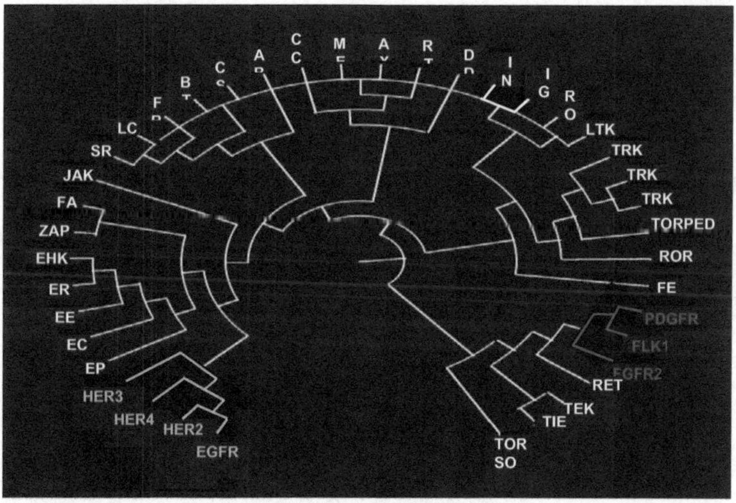

Fig. 11. Dendograma de las Tirosin Quinasas.

RECEPTOR DEL FACTOR DE CRECIMIENTO EPIDERMICO Y CANCER

Capitulo 7. DISEÑO DEL TRABAJO DE TESIS: METODOLOGIA, RESULTADOS.

EXPERIENCIA CLINICA Y RESULTADOS CON INHIBIDORES DEL FACTOR DE CRECIMIENTO EPIDERMICO

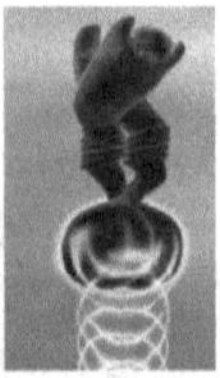

7.6 INTRODUCCION

7.7 MATERIAL Y METODOS

7.8 INMUNOHISTOQUIMICA EGFR

7.9 RESULTADOS:

7.9.1.1 RESPUESTA

7.9.1.2 TOXICIDAD

7.10 CORRELACIONES CLINICAS

¿Por qué esta magnífica tecnología científica, que ahorra trabajo y nos hace la vida más fácil, nos aporta tan poca felicidad? La repuesta es está, simplemente: porque aún no hemos aprendido a usarla con tino.

Albert Einstein *(1879-1955)*
Científico estadounidense de origen alemán.

EXPERIENCIA CLINICA Y RESULTADOS CON INHIBIDORES DEL FACTOR DE CRECIMIENTO EPIDERMICO

Dr. Jhony Alberto De La Cruz Vargas. Grupo Oncológico Acapulco, México.

Resumen

Introducción:

El Receptor del Factor de Crecimiento Epidérmico (EGFR), es un receptor tirosin Quinasa de la familia ErbB que esta frecuentemente alterado en tumores epiteliales. La Inhibición selectiva del EGFR a través de agentes recientemente desarrollados (EGFR-TQI: Gefitinib, Erlotinib, Lapatinib) constituye un área excitante de investigación y puede ser un enfoque terapéutico efectivo en cáncer de pulmón no pequeñas células (CPNPC). Acá, presentamos la experiencia clínica con EGFR-TQI, así como una revisión de factores predictivos de respuesta.

Material y Métodos:

Tres subgrupos secuénciales de pacientes latinos (11, 13 y 07 pacientes) con CPNPC tratados con Gefitinib vía oral, 250 mg día y Erlotinib 150 mg día (Expanded Access Program) son evaluados. Se realizó análisis de sobreexpresion de EGFR por inmunohistoquimica y se lo correlaciono con factores pronósticos y respuesta a Gefitinib Y Erlotinib.

Resultados

Cinco pacientes de los 24 tratados con Gefitinib y Tres de los 07 tratados con Erlotinib mostraron respuestas objetivas parciales, tasa de respuesta global media de 20.83 % y 42.86 % respectivamente. Se evidencio Enfermedad Estable en el 41.73 % y en el 28.57% respectivamente. El beneficio clínico, con mejora de los síntomas relacionados a la enfermedad, se observó no solo en pacientes con respuestas objetivas sino también en aquellos con enfermedad estable. La sobreexpresion de EGFR, realizado en un subgrupo de pacientes mostró una positividad global del 60 %, no correlacionándose con respuesta a Gefitinib o Erlotinib ni a otros factores pronósticos. Grados 1 y 2 de Toxicidad cutánea, diarreas y astenia, fueron observados, en general autolimitados y pasibles de manejo clínico habitual. 4 pacientes de 24 tratados con Gefitinib (16.66%) y tres de los 07 tratados con Erlotinib (42.8%) mostraron respuestas duraderas y largas supervivencias globales. El rash cutáneo fue el predictor clínico de actividad y respuesta más importante hallado. El sexo femenino, no fumadores y subtipo adenocarcinoma, mas recientemente la exposición al humo al cocinar, fueron asociados a mayores posibilidades de respuesta a inhibidores Tirosin Quinasa EGFR.

Conclusión

Gefitinib y Erlotinib mostraron actividad en un subgrupo de pacientes latinos con CPNPC tratados previamente con quimioterapia. La disponibilidad oral y buena tolerancia, fue clínicamente significativo. La necesidad de identificar factores predictivos de respuesta (clínicos, moleculares, otros.) que puedan ser usados para seleccionar adecuadamente los pacientes, resulta crítico en el enfoque terapéutico con inhibidores del EGFR.

Palabras Clave: Erlotinib, Gefitinib, EGFR, Cáncer Pulmonar.

I. INTRODUCCION:

Recientes avances en el conocimiento de la biología molecular, han permitido el desarrollo de una amplia variedad de inhibidores de proteínas diana, involucradas en la proliferación, la apoptosis y la angiogenesis. La aplicación clínica de agentes como *Imatinib (Gleevec™)* en Leucemia Mieloide Crónica (LMC) [1] y en Tumores Estromales Gastrointestinales (GIST)[2] por un lado y el *Trastuzumab (Herceptin ™)* en cáncer de mama [3] por otro, han resultado en dramáticas, frecuentes y sustanciales respuestas en tumores que expresan la proteína diana ("target").

El receptor del factor del crecimiento epidérmico (EGFR), un miembro de la famita HER o ERB, de Tipo I (Receptor Tirosina Quinasa I) esta implicado en el desarrollo y progresión del cáncer[4-7], y esta expresado en una amplia variedad de canceres humanos epiteliales, incluyendo cáncer de pulmón no pequeñas células[8,9], cáncer de Mama[10], entre otros.

Varias moléculas pequeñas, han sido sintetizadas para inhibir el dominio Tirosin Quinasa intracelular del receptor del factor de crecimiento[11, 12] el primero de ellos **GEFITINIB** (*Iressa, AstraZeneca, UK*) y luego rápidamente **ERLOTINIB** (*Tarceva, Roche, Switzerland/OSI*). Ambas son oralmente activas, e **Inhibidores** específicos de la **Tirosin Qinasa del Receptor del Factor de Crecimiento Epidérmico (EGFR-TQI)**. En años recientes, interesantes trabajos han comunicado tasas de respuestas con estos inhibidores moleculares de *9 % a 26 %* en pacientes con cáncer de pulmón avanzado tanto previamente tratados o vírgenes de tratamiento[13-15]. Dos ensayos clínicos Fase II, **I**ressa **D**ose **E**valuation in **A**dvanced **L**ung Cancer 1 and 2 (IDEAL 1 y 2), han demostrado que Gefitinib monoterapia ejerce una actividad antitumoral en pacientes con cáncer de pulmón avanzado, quienes habían recibido quimioterapia base platino previamente[16, 17].

Recientemente un Estudio Fase III (BR21) comparando **Erlotinib** con placebo como segunda o tercera línea de tratamiento reportó un beneficio en términos de sobrevida a favor del inhibidor del EGFR (hazar ratio HR: 0.73)[18]. De manera importante, este beneficio en la sobrevida no estuvo confinado a pacientes con respuestas objetivas, ni a sexo, o histología.

El máximo interés actual esta centrado en enfatizar la necesidad de identificar "**Factores Predictivos**" de respuesta a los tratamientos con EGFR-TQI que puedan ser usados para la selección de pacientes que más probablemente se beneficien de estas terapias. Sabemos que la expresión de la proteína EGFR evaluada por inmunohistoquimica no se correlaciona con la respuesta al Gefitinib, aunque pocos estudios han abordado esta cuestión [19, 20,21]. En este trabajo revisaremos los factores clínicos, biológicos y genéticos publicados, para responder este punto que encierra implicancias practicas enormes.

En cáncer de mama la sobreexpresión de los receptores de Erb1 (EGFR) y Erb2 (Her2/neu) están asociados con resistencia a la terapia hormonal y la quimioterapia y constituyen predictores de pobre respuesta. Una tercera molécula pequeña: **LAPATINIB (GlaxoSmith-Kline, Research Triangle Park, NC)**[22], un Inhibidor Dual, s 72 'o y reversible tanto de Erb1 y Erb2 a nivel del dominio intracelular Tirosin Quinasa, ha mostrado interesantes respuestas tanto a nivel preclínico como clínico.[23,24]

Durante "ASCO 2005 Meeting", se presentaron los resultados interinos de un Fase II Randomizado con Lapatinib en Cáncer de Mama avanzado o metastático con FISH positivo[25]. Se reportaron Tasas de: Respuestas Parciales 30 %, Enfermedad Estable: 32.5 %, en tanto que en un 25 % de las pacientes se vio Progresión de Enfermedad. En este estudio Lapatinib muestra actividad promisoria en primera línea de tratamiento en mujeres con cáncer de mama FISH amplificado.

En este contexto, presentamos en el marco del plan de actividades de la Tesis Doctoral-Universidad Nacional de La Plata, nuestra experiencia clínica con Inhibidores de la Tirosin Quinasa del Factor de Crecimiento Epidérmico, dentro de "Expanding Access Program".

II. MATERIAL Y METODOS:

Poblacion de Estudio

Treinta y un pacientes con cancer de pulmon y siete con cancer de mama, tratados con Inhibidores de EGFR(EGFR-TQI), vistos entre diciembre del 2001 y diciembre del 2006, son presentados en esta revision. El presente es un estudio prospectivo, no randomizado, pero homogeneo en criterios diagnosticos-terapeuticos y con un seguimiento medio de 36 meses. (6-72)

Los objetivos del presente estudio son:

- *Evaluar la Actividad Antitumoral de los Inhibidores de la Tirosin Quinasa del Factor de Crecimiento Epidérmico.*
- *Evaluar Tasas de Respuestas de EFGR-TQI en Cáncer de Pulmón, y Cáncer de Mama.*
- *Evaluar el perfil de Seguridad de estas moléculas.*

Cuatro Grupos de pacientes son presentados en este reporte:

- *GRUPO A: Cáncer de Pulmón 11 Pacientes (2001-2002)*
- *GRUPO B: Cáncer de Pulmón 13 Pacientes (2003-2004)*
- *GRUPO C : Cáncer de Pulmón 07 Pacientes (2005-2006)*
- *GRUPO D: Cáncer de Mama 07 Pacientes (2005)*

Protocolo de Tratamiento

24 pacientes (Grupo A + B) con Cáncer de Pulmón avanzado o metastático fueron incluidos en el protocolo de *Expanding Access Program*, y recibieron **GEFITINIB** monoterapia a dosis de 250 mg día, vía oral. El Grupo C corresponde a pacientes con Cáncer de Pulmón avanzado o metastático que fueron incluidos en el protocolo de *Expanding Access Program*, y recibieron **ERLOTINIB** monoterapia a dosis de 150 mg día, vía oral. Todos los pacientes firmaron un consentimiento informado y se siguieron las normas éticas y de buena practica clínica, locales e internacionales

Los criterios de elegibilidad principales fueron: Diagnostico histologico o citologico documentado de CPNPC localmente avanzado inoperable, recurrente o metastasico (E=IIIB o IV). Evidencia de enfermedad, edad mayor o igual a 18 años, PS(ECOG):0-3, expectativa de vida de almenos 12 semanas, haber recibido almenos un ciclo de quimioterapia sistemica o radioterapia o quienes en opinion del investigador no sean clínicamente apropiados para quimioterapia o radioterapia o sean inelegibles para otro estudio con erlotinib. Los pacientes deben haberser recuperado de toxicidades agudas de cualquier terapia previa. Examenes de laboratorio adecuados. Capacidad para cumplir con los procedimientos del estudio y del seguimiento. Prueba de embarazo negativa en mujeres en edad fértil dentro de las 72 horas previas al comienzo de la terapia.

Fueron excluidos de este estudio: Pacientes con cualquier enfermedad sistemica inestable, terapia previa con EGFR-TQI, cualquier otra patologia maligna dentro de los 5 años previos. Se excluyen pacientes con metastasis en SNC sin tratamiento o que bajo tratamiento no sean estables. Cualquier anomalia oftalmologica significativa.

El Grupo D, correspondió a pacientes con cáncer de mama avanzado o metastático, que recibieron Quimioterapia (Taxanos) asociado o no a **LAPATINIB,** por vía oral a dosis de 1500 mg día.

Definición de Respuesta y Toxicidad
La Respuesta Oncológica fue evaluada siguiendo los criterios RECIST (Response Evaluation Criteria in Solid Tumors). La evaluación de toxicidad se realizo según el CTCAE versión 3.0 del NCI.

Análisis Estadístico
El analisis estadistico se efectuó con el programa SPSS 8.0 for windows Los "Factores Pronósticos" fueron analizados por el método de análisis de univarianza y multivarianza de regresión de Cox. Se tomó como estadísticamente significativo un $p <= 0 .05$

Inmunohistoquimica EGFR

Se realizaron análisis de sobreexpresion de EGFR, por técnica de Inmonohistoquimica, en especimenes de parafina, usando un anticuerpo monoclonal contra el dominio externo del EGFR. Los resultados fueron considerados negativos (Score 0,1) o Positivos (score 2,3), basados en el porcentaje y la intensidad de la tinción.

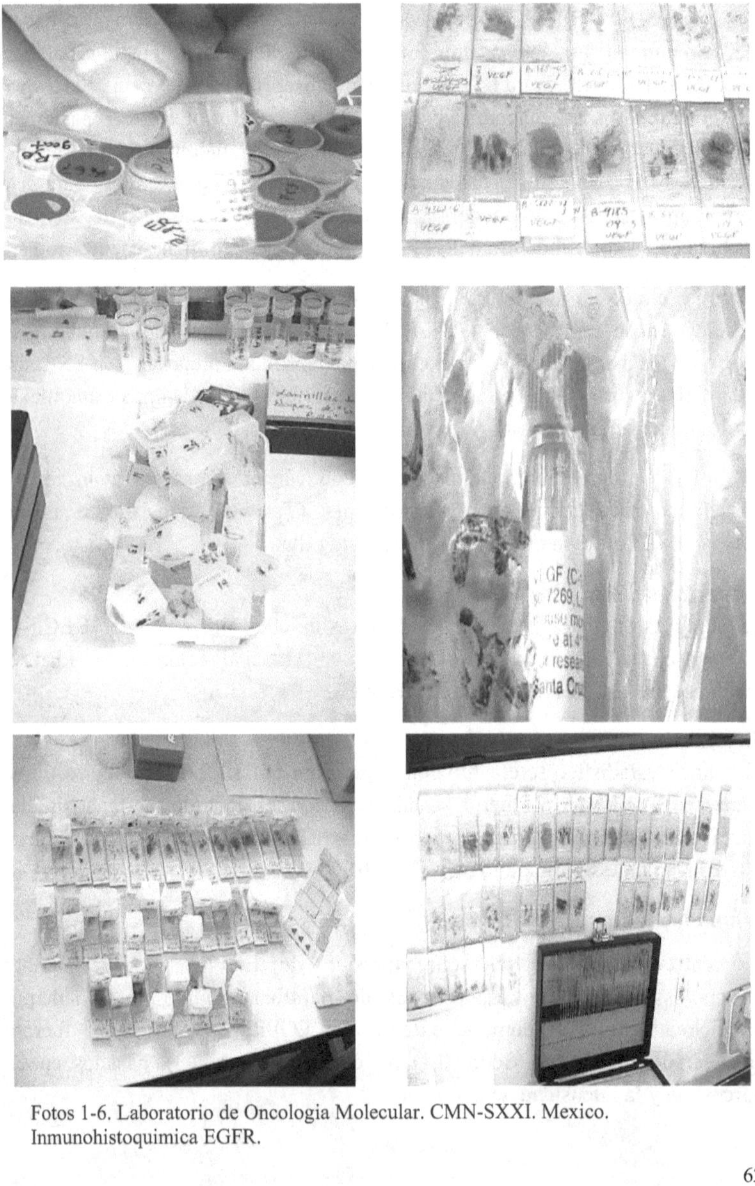

Fotos 1-6. Laboratorio de Oncologia Molecular. CMN-SXXI. Mexico. Inmunohistoquimica EGFR.

III. RESULTADOS:

CARACTERISTICAS DE LOS PACIENTES

Las características de los pacientes están enumeradas en las Tabla 5. Todos los pacientes pertenecen a poblaciones de países latinos, el Grupo A (11 pacientes), el Grupo B (13 pacientes) y el grupo C (07 pacientes) enrolados de manera secuencial en los periodos: 2001-2002, 2003-2004 y 2006 respectivamente.

Tabla 5. GRUPO A y B: Gefitinib en Cáncer de Pulmón
GRUPO C: Erlotinib en Cáncer de Pulmón

Abierto, Multicentrico, Prospectivo: EAP

Características de los Pacientes	GRUPO A	GRUPO B	GRUPO C
Numero de pacientes:	**11**	**13**	**07**
Edad en Años			
Media	**51**	**59.5**	**61**
Rango	**40 – 61**	**47 – 73**	**46 - 79**
Sexo			
Hombres	**06**	**09**	**01**
Mujeres	**05**	**05**	**06**
Tabaco			
Nunca	**03**	**05**	**05**
Anteriormente	**07**	**07**	**01**
Actualmente	**01**	**01**	**01**
Humo al cocinar:	**--**	**--**	**05**
Histopatología			
Epidermoide	**04**	**04**	**02**
Adenocarcinoma	**04**	**06**	**04**
Indiferenciado	**03**	**03**	**01**
Performance Status			
PS 0	**06**	**00**	**00**
PS 1	**04**	**02**	**00**
PS 2	**01**	**09**	**03**
PS 3	**00**	**02**	**04**
Líneas de Quimioterapia Previa a EGFR-TKI			
0 Líneas	**02**	**07**	**01**
1 Líneas	**01**	**06**	**03**
2 Líneas	**04**	**00**	**03**
3 Líneas	**06**	**00**	**00**

Los resultados están listados en la Tabla 5. De los 23 pacientes con cáncer de pulmón tratados con Gefitinib, tanto en pacientes con o sin tratamiento previo, 5 pacientes mostraron respuestas objetivas, 2/11 en el Grupo A (**18.2 %. Respuesta Parcial**) y 3/13 en el Grupo B (**23.08 %. Respuesta parcial**). Tasa de Respuesta Global Media: **20.83 %.**

El subgrupo de pacientes que mostraron **Enfermedad Estable** fue: 5/11 (**45%**) y 5/13 (**38.46**) en los grupos A y B, con una **media de 41.73 % global.**

El beneficio clínico de los pacientes en términos de alivio y control de síntomas, fue significativo, no solo en aquellos con respuesta objetiva sino también en aquellos con enfermedad estable: de **60 – 70 %** del total de los pacientes.

Cuatro pacientes de los 24 (**16.66 %**), mostraron respuestas duraderas y larga sobrevida al Gefitinib (**12 (SG: 53 meses), 13 (SG: 35 meses), 23, 31** meses respectivamente). Dos del Grupo A, con Metástasis Cerebrales, y Dos del Grupo B con impacto clínico, y reintegración a sus actividades. El Beneficio de Gefitinib estimado en meses fue de 5.5 (4-13) meses y 6.1 (4-27) meses para el Grupo A y B respectivamente. (p=0.039) dentro de los pacientes respondedores.

ERLOTINIB

De los 07 pacientes con cáncer de pulmón tratados con Erlotinib, tanto en pacientes con o sin tratamiento previo, 3 pacientes mostraron respuestas objetivas (**42.86%. Respuesta parcial).**

El subgrupo de pacientes que mostraron **Enfermedad Estable** fue: 2/07 (**28.57%**)

El beneficio clínico de los pacientes en términos de alivio y control de síntomas, fue significativo, no solo en aquellos con respuesta objetiva sino también en aquellos con enfermedad estable: **70.10 %** del total de los pacientes.

Tres pacientes de los 07 (**42.8 %**), mostraron respuestas duraderas y larga sobrevida a Erlotinib (**15+ (SG: 23+ meses), 13 (SG: 20+ meses), 12 (SG: 21+ meses)**, meses respectivamente), con impacto clínico, y reintegración a sus actividades. Dos de ellas habían recibido quimioterapia previa base platino. A su ingreso presentaban disnea grado 3-4, Mal performance status, requerían oxigenoterapia las 24 horas y asistencia permanente. Respuestas dramáticas fueron vistas en estas pacientes, con alivio de los síntomas, a pocos días de haber iniciado con erlotinib, al mes de haber iniciado su tratamiento ya no requerían el oxigeno, y a los tres meses habían regresado a desarrollar sus actividades habituales medianamente, una de ellas se reincorporo a su trabajo y llevas mas de 15 meses en respuesta dramática.

El Beneficio de Erloitinib estimado en meses fue de 6.5 meses (p=0.038) dentro de los pacientes respondedores.

LAPATINIB

En función que este protocolo se encuentra en curso, y corresponde a un estudio fase III randomizado, multicentrico, doble ciego, y siguiendo los criterios de confidencialidad hasta que los resultados finales se hayan publicado a nivel internacional, solo mencionaremos algunas características generales de las pacientes. Tabla 7.

Todas las pacientes reclutadas en este protocolo, en nuestro Centro, que recibieron el tratamiento mostraron respuestas objetivas. Una paciente falleció por causa diferente al tratamiento.

En marzo de 2007. GlaxoSmithKline anunció que la FDA (Food and Drug Administration) ha aprobado lapatinib (Tykerb® en EE. UU), en combinación con Xeloda® (capecitabina), para el tratamiento de las pacientes con cáncer de mama metastásico o avanzado cuyos tumores sobreexpresan HER2 (ErbB2) y que han recibido antraciclinas, taxanos y trastuzumab como tratamiento previo.

Esta aprobación se basó en el ensayo pivotal fase III de 399 pacientes que demostró que, según la valoración de un comité independiente de evaluación, la mediana del tiempo a la progresión de la enfermedad era de 27,1 semanas para la combinación de lapatinib con capecitabina versus 18,6 semanas con capecitabina sola, en mujeres con cáncer de mama avanzado o metastásico HER2 (ErbB2) positivo cuya enfermedad había progresado tras un tratamiento con trastuzumab y quimioterapia. El hazard ratio de 0,57 (IC 95%:0,43; 0,77;p=0,00013) representa una reducción del riesgo de progresión de un 43% en las pacientes del brazo de la combinación lapatinib-capecitabina. Las diferencias entre los grupos tratados basadas en la valoración directa de los investigadores fueron menores pero continuaban siendo clínica y estadísticamente significativas.

Análisis EGFR

Se realizaron estudios de Inmunohistoquímica (IHQ), para marcar el EGFR en 10 de los 13 pacientes del Grupo B y en 05 del Grupo C, con Cáncer de Pulmón No Pequeñas Células, en Bloques de Parafina (Anticuerpo monoclonal murino liofilizado Código de producto: NCL-EGFR). Encontrando positividad del EGFR (score 2,3) en 9 de ellos (60 %).

EGFR 0,1 (<20 % celulas): 40 %.

EGFR 2,3 (> 20 % celulas):60 %.

Fotos 7,8. Inmuno-Histoquimica EGFR

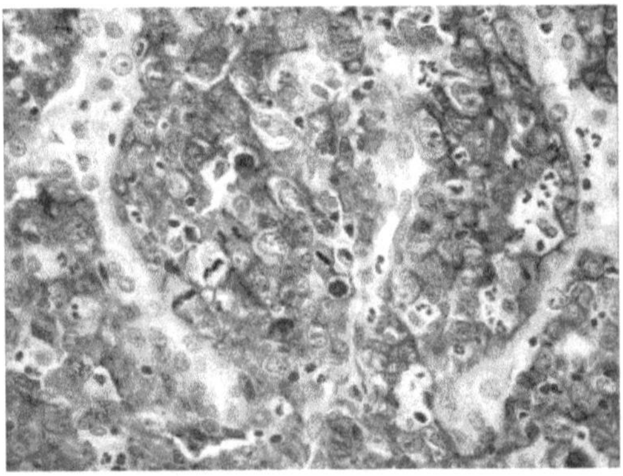

Foto 7 Tincion Incompleta de Citoplasma y membrana celular.

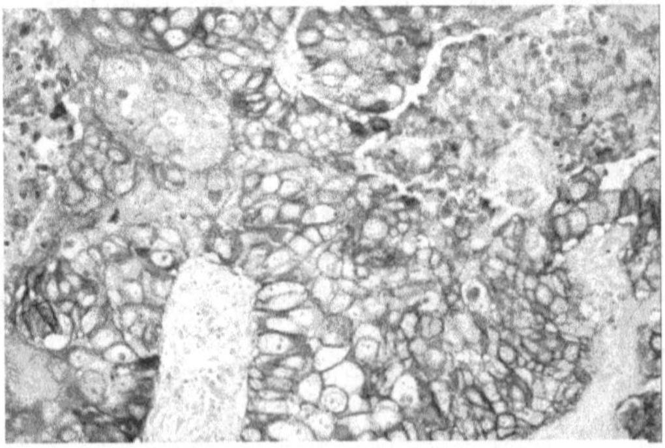

Foto 8. Tincion Completa de Membrana.

Tabla 6. GRUPO A y B: Gefitinib en Cáncer de Pulmón
GRUPO C: Erlotinib en Cáncer de Pulmón

ESTADIOS Y TRATAMIENTOS

	GRUPO A	GRUPO B	GRUPO C
Estadios			
E III	06	01	01
E IV	05	12	06
Tratamiento Previo			
Cirugía	03	00	00
Radioterapia	07	05	01
Quimioterapia	09	06	05
Sin Tratamiento Previo	---	03	01
Esquemas de Quimioterapia			
Paclitaxel + Carboplatino	06	02	01
Paclitaxel + Cisplatino	03	03	02
Gemcitabine + Cisplatino	02	01	02
Ingresaron con EGFR-TKI			
Numero de pacientes	11 (100%)	13 (100%)	07 (100%)
Media de Ciclos Recibidos	5.5	6.0	8.9+
Respuesta a:	GEFITINIB(A y B)		ERLOTINOB (C)
RC	00	00	00
RP	02 (18.2 %)	03 (23.08 %)	03 (42.86 %)
EE	05 (45.4 %)	05 (38.46 %)	02 (28.57 %)
PE	04 (36.4 %)	05 (38.46 %)	02 (28.57 %)
Beneficio Clínico Síntomas			
SI	07 (73.6 %)	07 (61.54 %)	05 (70.10 %)
NO	04 (36.4 %)	04 (39.46 %)	02 (29.90 %)

RC: Respuesta Completa RP: Respuesta Parcial EE: Enfermedad Estable PE: Progresión de Enfermedad.

Tabla 7. GRUPO C: Lapatinib en Cáncer de Mama
Fase III Randomizado, Doble Ciego. Multicentrico, Prospectivo.
Periodo: 2005 En Curso.

Características de los Pacientes (N: 7 Pacientes)	
Edad en Años	
Media	56.4
Rango	47 - 73
Sexo	
Hombres	00
Mujeres	07
Sitios de Metástasis	
Hueso	03
Hígado	02
Ganglios	06
Histopatología	
DUCTAL	05
LOBULILLAR	01
OTROS	01
Performance Status	
PS 0	05
PS 1	02
PS 2	00
PS 3	00
Líneas de Quimioterapia Previa a Lapatinib	
0 Líneas	05
1 Líneas	02
2 Líneas	00
Estadios	
E III	01
E IV	06
Tratamiento Previo Realizado	
Cirugía	00
Radioterapia	01
Quimioterapia	02
Sin Tratamiento Previo	04

TOXICIDAD:

El perfil de tolerancia y adhesión al tratamiento fue aceptable. Como en todos los EGFR-TQI los efectos mas frecuentes vistos fueron:

- Rash Cutáneo, Reacción Acneiforme.
- Diarreas, Astenia.

En general autolimitados y pasibles de manejo clínico habitual (grado1 y 2).

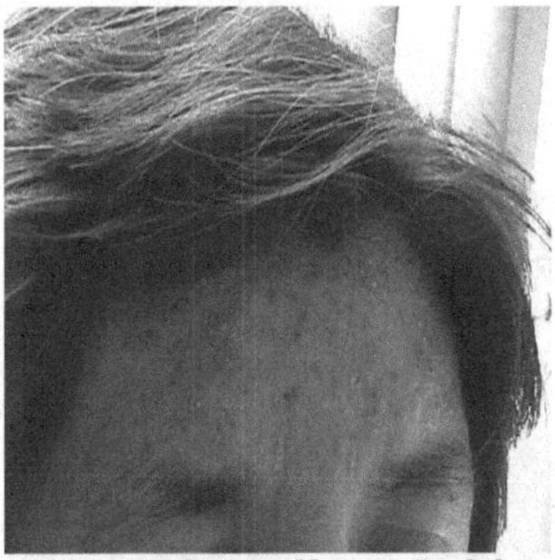

Foto 9. Rash Acneiforme Facial

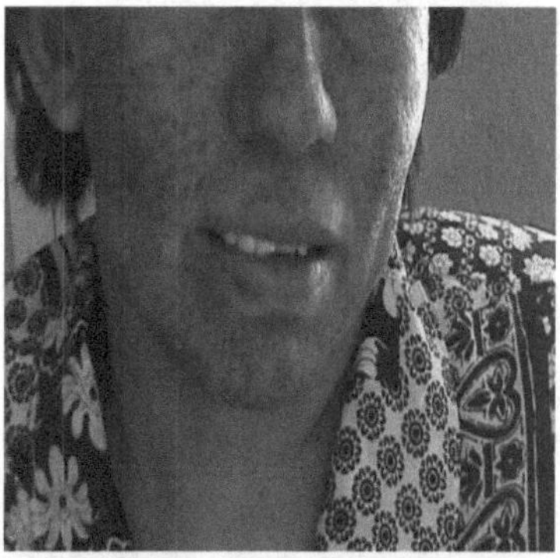

Foto 10. Rash Acneiforme Facial

Foto 11. Rash Acneiforme Dorso

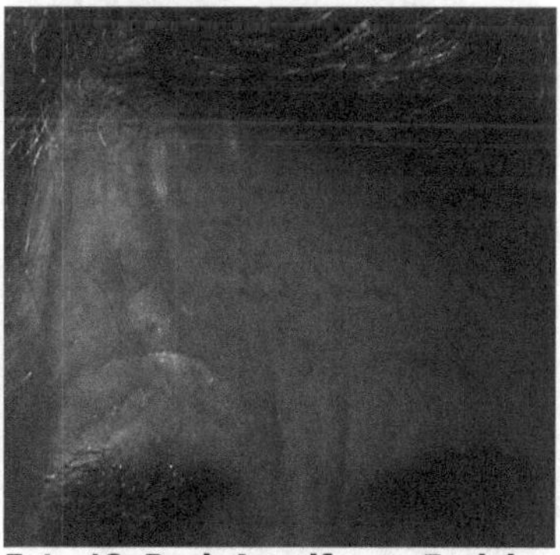

Foto 12. Rash Acneiforme Facial

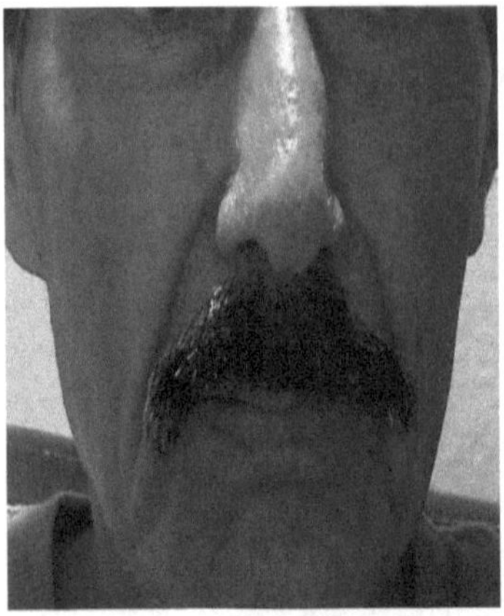

Foto 13. Rash Acneiforme Facial

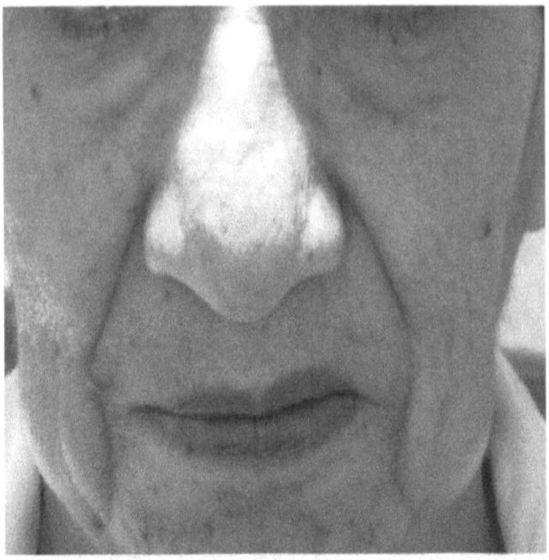

Foto 14. Rash Acneiforme Facial

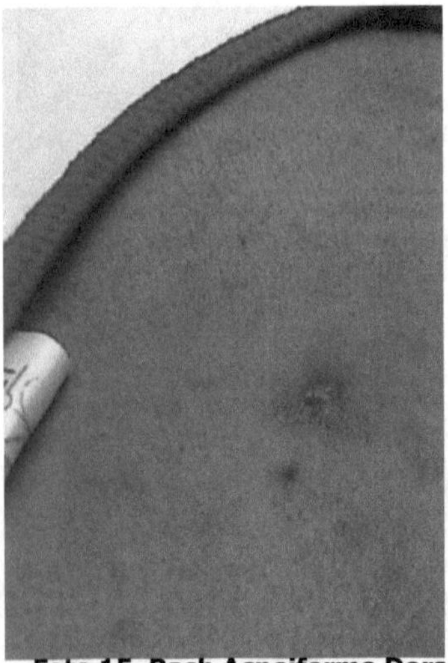

Foto 15. Rash Acneiforme Dorso.

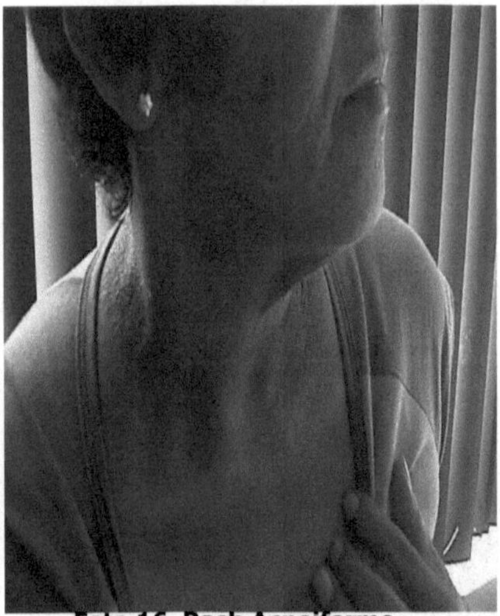

Foto 16 Rash Acneiforme Toraco-Cervico-Facial

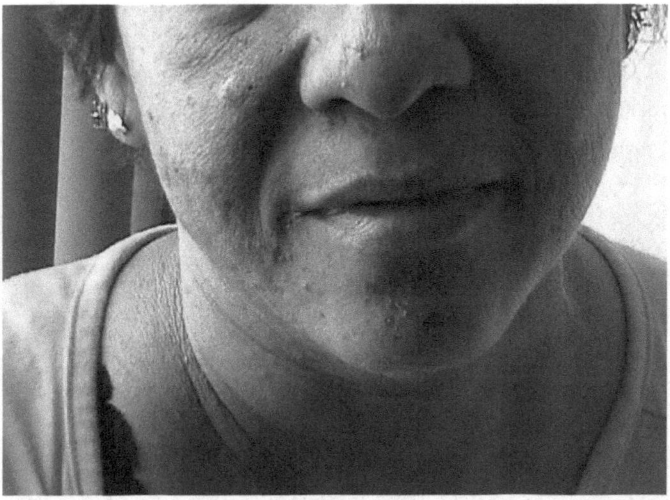

Foto 17 Rash Acneiforme Facial

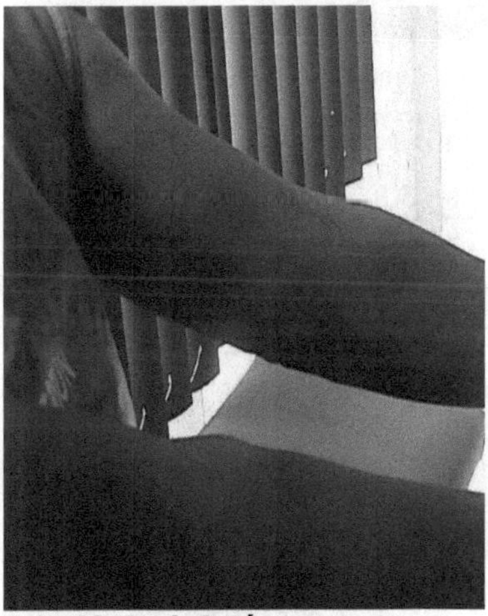

Foto 18. Rash Cutáneo en Extremidades

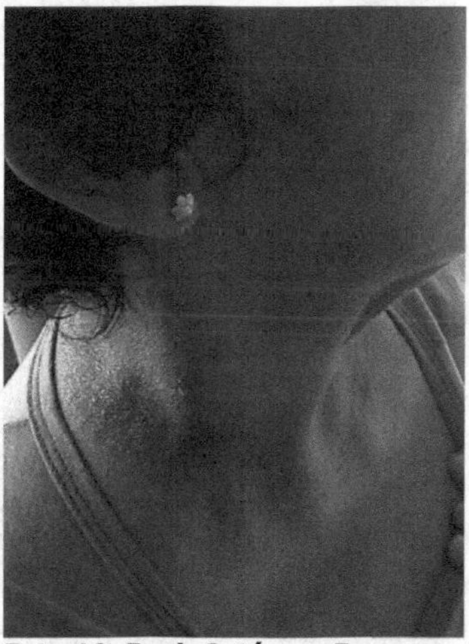

Foto 19. Rash Cutáneo: Foco Cervical

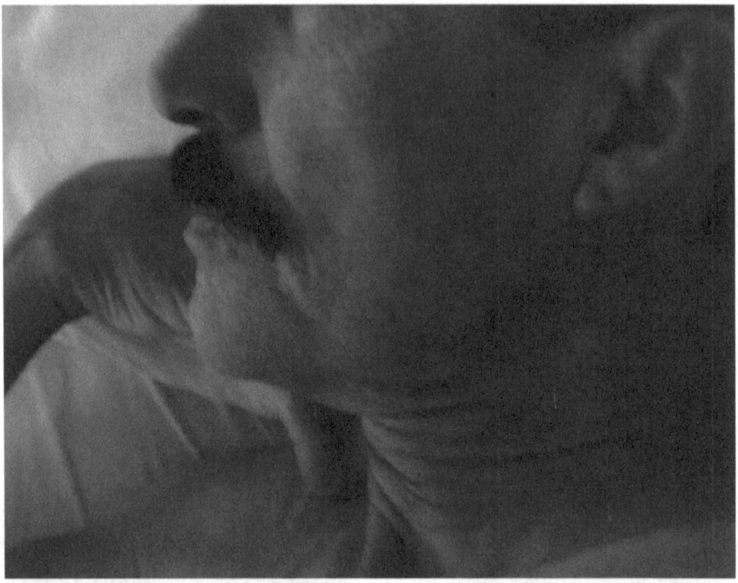

Foto 20. Rash Cutáneo Cervico-Facial

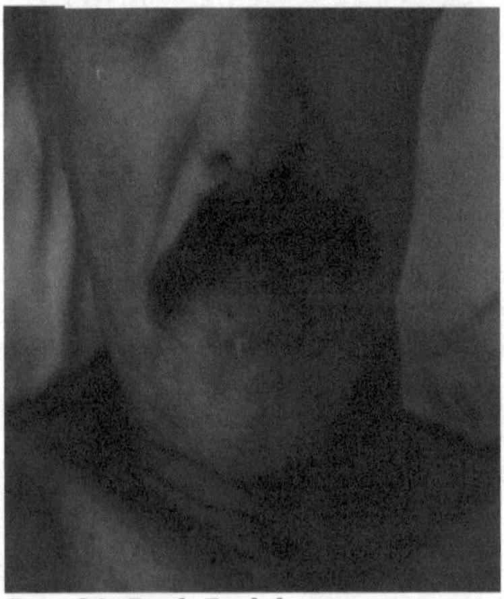

Foto 21. Rash Facial

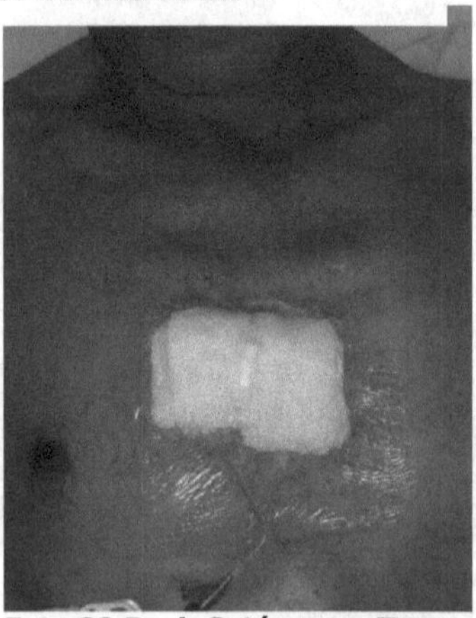

Foto 22.Rash Cutáneo en Torax

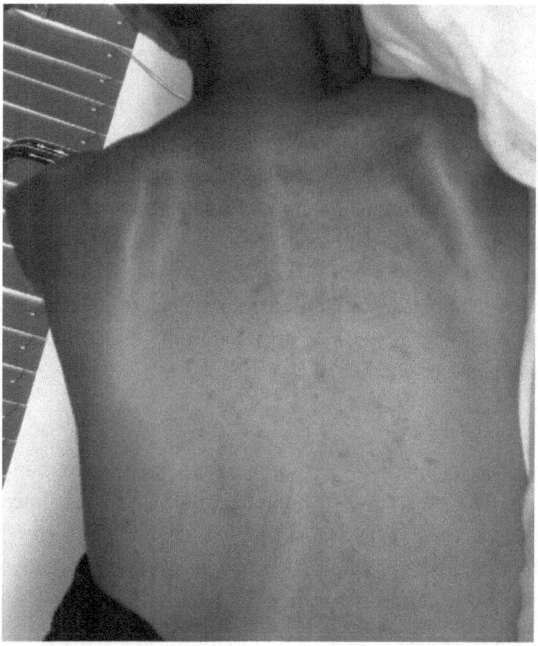

Foto 23. Rash Cutáneo en Dorso.

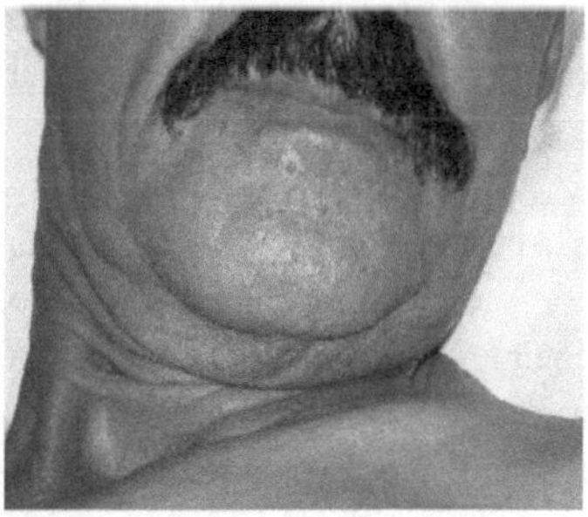

Foto 24. Rash Facial

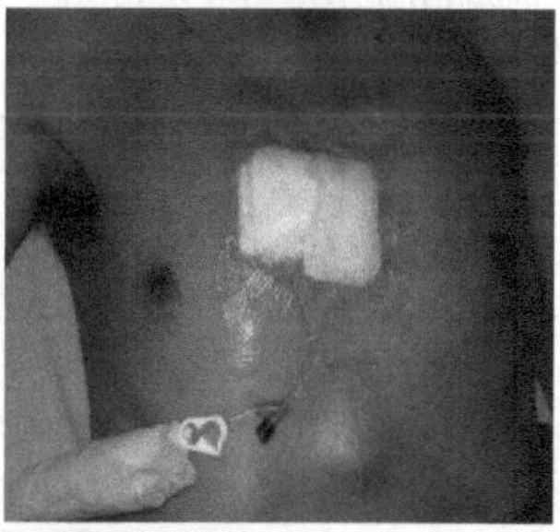

Foto 25. Rash en Torax.

EXPERIENCIA MEXICANA CON ERLOTINIB EN CANCER DE PULMON

Posteriorente se inició el Grupo Mexicano de Estudio de Pacientes con Cáncer de Pulmón, liderado por el Dr. Oscar Arrieta y colaboradores, en la que nuestro grupo de investigación participó, a continuación hacemos referencia al trabajo principal y a las publicaciones que se generaron en ASCO (American Society of Clinical Oncology) 2007, Junio, Chicago USA y en el Congreso de la IASLC (Internacional Association for the Study of Lung Cancer), realizado en Korea en septiembre de 2007, así mismo se publicó en el Journal of Thoracic Oncology como trabajo original.
(https://doi.org/10.1097/JTO.0b013e31818026f6)

150 pacientes fueron incluidos en este estudio fase II, y tratados con Erlotinib, ya sea en primera o segunda linea de tratamiento. El aporte más interesante de este estudio es que se señala a la exposición de las mujeres al humo de cocinar con leña o carbón como importante factor carcinogeno en la patogénesis del CPNPC en mujeres que desarrollaron CPNPC y nunca fumaron.

La tasa de respuesta objetiva es alta: 31.2% y en el análisis univariable los factores clínicos asociados a respuesta a erlotinib fueron: sexo femenino, no fumadoras, adenocarcinoma y exposición al humo de leña al cocinar. Pero en análisis multivariable de regresión de Cox, para correlacionar sobrevida libre de progresión mostró al sexo femenino, adenocarcinoma y a la exposición al humo de leña al cocinar como francamente significativos.

La alta tasa de respuestas observada, así como la correlación clínica de respuesta al erlotinib y mejora en la sobrevida libre de progresión en las mujeres no fumadoras, expuestas al humo de la leña al cocinar, podría ser explicada por la mutación del EGFR, el mismo que podría estar involucrada en el desarrollo de CPNPC en estas pacientes, y podría conferirles mayor sensibilidad a estos nuevos agentes inhibidores de EGFR-TQ.

A manera de muestra presentamos dos casos clínicos, que manejamos en nuestro centro en Acapulco.

CASO CLINICO 1:

Paciente femenino de 47 años de edad, natural de Acapulco, concurre a nuestra institución por diagnostico de CA de Pulmón.
Inicio en junio de 2005, con un cuadro de disnea, astenia y perdida de 4 Kg. de peso, tratada inicialmente como paciente con problemas cardiovasculares. En septiembre de 2005, por Rx Tórax se evidencia derrame pleural derecho masivo. Se le realizó toracocentesis y biopsia pleural, con diagnostico de Adenocarcinoma pulmonar, completaron con TAC de Tórax. Recibió inicialmente tratamiento con quimioterapia esquema: Carboplatino + Etoposido, sin obtener respuesta clínica favorable.

En enero de 2006 presenta progresión del derrame pleural y pericardio, se le realiza biopsia incisional de pleura, confirmándose Adenocarcinoma de Pulmón. Mastografía normal.

Consulta a nuestra institución, es traída por los familiares en silla de ruedas, en regular estado general, con requerimiento de oxigeno las 24 horas (trae oxigenoterapia ambulatoria), perdida de 6 Kg. de peso, astenia marcada, imposibilidad de dormir por la noche-disnea de reposo, con alto requerimiento de analgésicos, por dolor grado 2.

El examen físico evidencia paciente con PS (ECOG): 3, ausencia de ruidos en hemitorax derecho, y la placa de tórax confirmo velamiento total del hemitorax derecho.

Se evalúa a la paciente para posible ingreso a protocolo de investigacion con Erlotinib. La paciente firma su consentimiento informado e inicia tratamiento con Erlotinib 150 mg / día, una tableta diaria. A los pocos días de iniciado el tratamiento la paciente se comunica por teléfono para referir pequeños cambios clínicos favorables: mejoría de su disnea y mejor tolerancia al decúbito dorsal.

Al finalizar su primer mes de tratamiento, la paciente concurre caminado, sin requerimiento de oxigeno permanente, disnea grado 1-2, puede dormir por las noches, y con aumento de 4 Kg. de peso.

La paciente refiere que ha vuelto a realizar tareas de la casa que no podía realizar.
Al examen físico, se evidencia:

- Franca mejoría de la ventilación pulmonar derecha.
- Rash cutáneo acneiforme, grado2, facial y en dorso.

La Rx de tórax a un mes de tratamiento muestra recuperación de un 30 % de la superficie pulmonar. Se considera beneficio clínico sintomático de 70 % y mejora radiológica de 30 %. Respuesta Parcial.

A la fecha la paciente lleva 18 + meses bajo tratamiento con erlotinib (Julio de 2007), la paciente nunca mas requirió oxigenoterapia, ha subido 10 Kg. De peso, realiza sus actividades normalmente, ha retornado a su trabajo de oficina, realiza ejercicios físicos (caminatas), no presenta disnea ni dolor, y siempre muestra buen ánimo para continuar con su tratamiento.

El rash cutáneo vario entre grado 2-3 y grado 1. Presento en dos oportunidades episodios de infecciones pulmonares, que requirió tratamiento con antibióticos. La paciente continúa bajo tratamiento con Erlotinib una tableta por día, con importante beneficio clínico e impacto en su calidad de vida.

CASO CLINICO 1

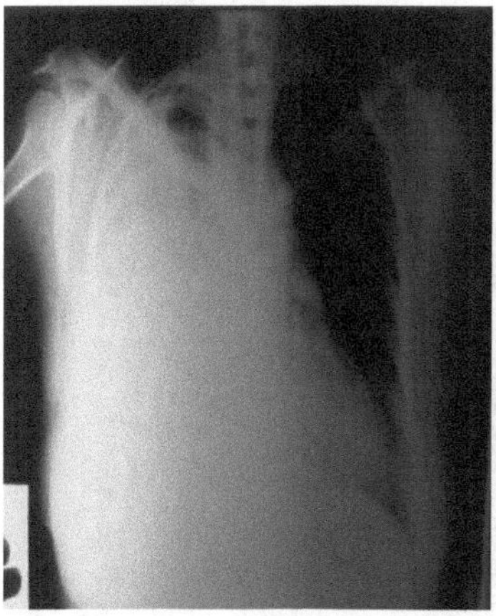

Rx Torax Basal 1. Marzo de 2006

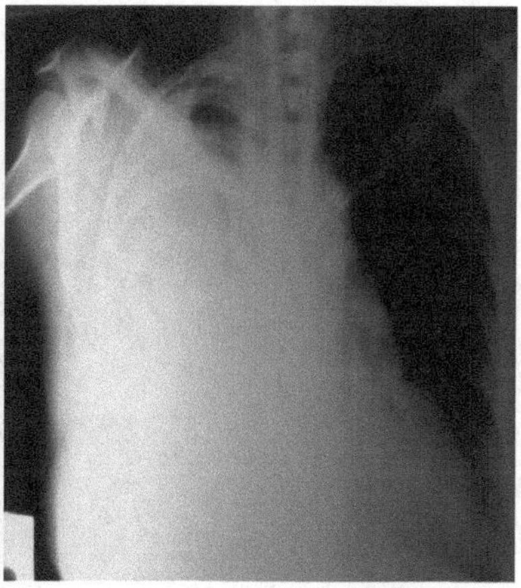

Rx Torax Basal 2. Marzo de 2006

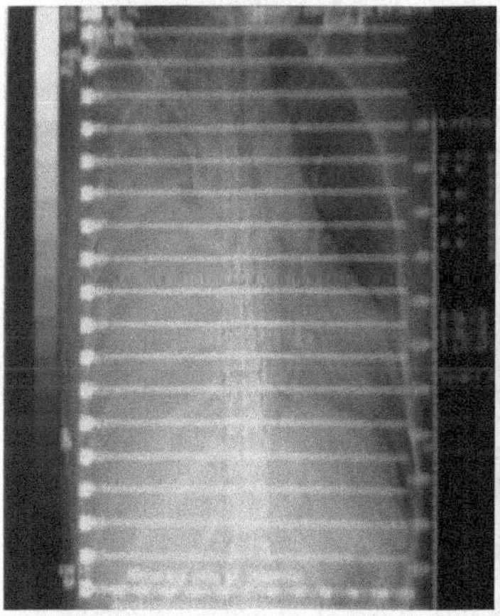

Rx Torax Basal 3. Marzo de 2006

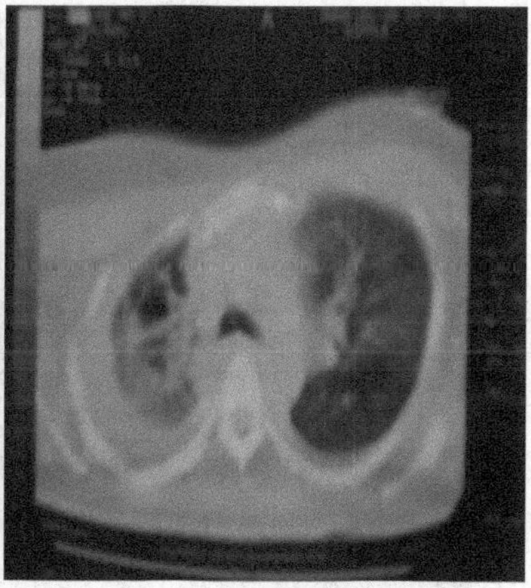

TAC Basal 1. Marzo de 2006

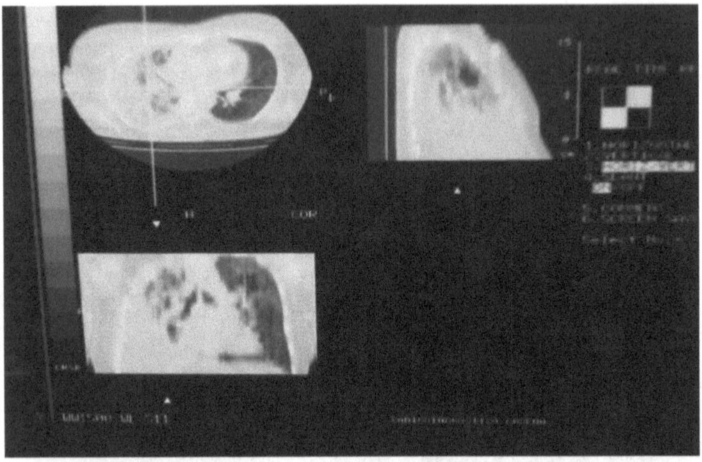

TAC Basal 2. Marzo de 2006.

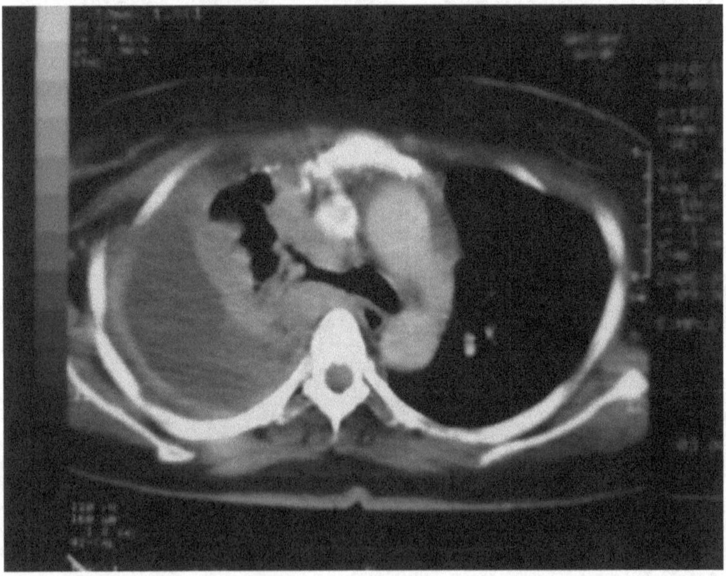

TAC Basal 3. Marzo de 2006

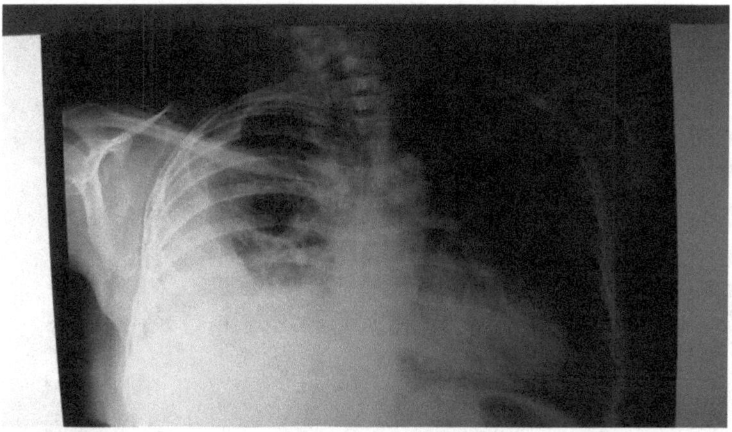

Rx Torax Bajo Erlotinib 1. Recuperación de Parénquima Pulmonar derecho

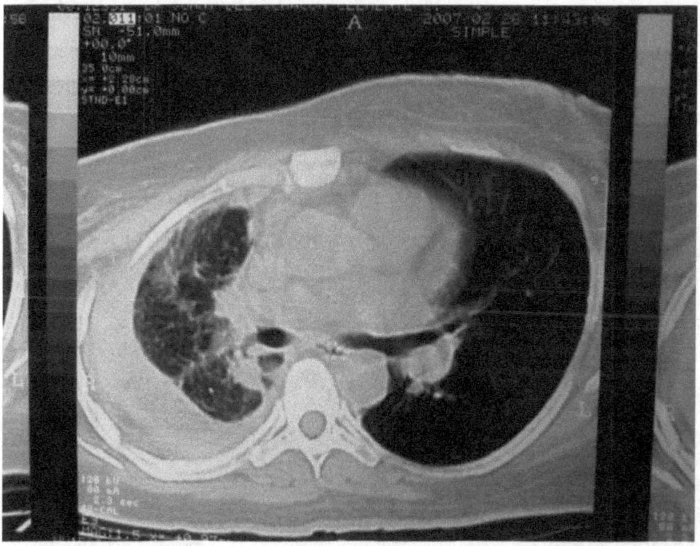

TAC Bajo Erlotinib 1. Expansión Pulmonar en parénquima pulmonar derecho.

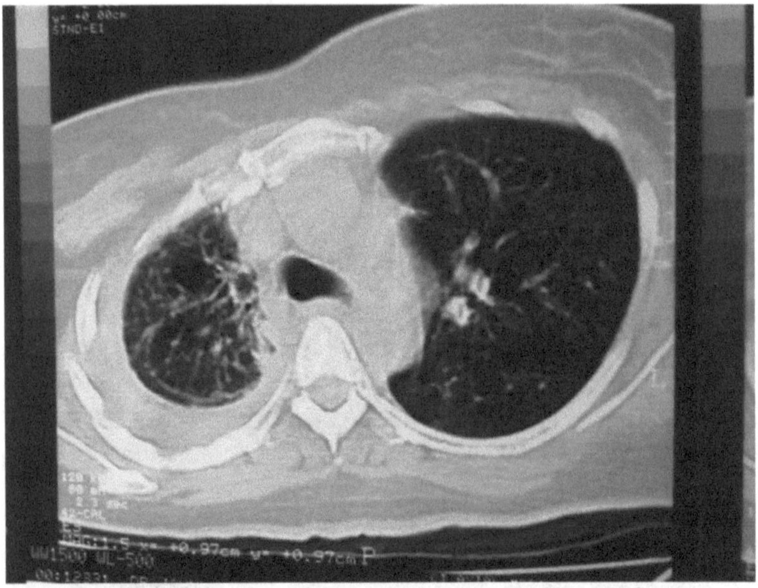

TAC Bajo Erlotinib 2. Franca recuperación de volumen pulmonar derecho.

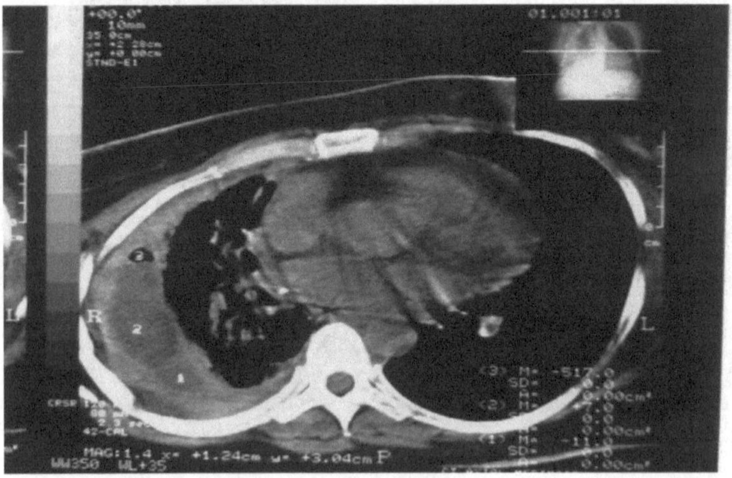

TAC Marzo de 2007 3. Necrosis tumoral y absceso pulmonar.

CASO CLINICO 2

Paciente femenino de 60 años de edad, natural de Acapulco.
En Mayo de 2005 presento cuadro de tos seca persistente, fue tratada con antibióticos por diagnostico presuntivo de infección pulmonar. Sin mejoría de los síntomas en Agosto de 2005, por RX de tórax se le diagnostica neumopatia aguda, y se le biopsia adenopatía supraclavicular. Diagnostico Patológico: Carcinoma de Pulmón, no pequeñas células, moderadamente diferenciado (adenocarcimoma).

La paciente recibió quimioterapia con esquema: Taxotere + Carboplatino, cuatro ciclos, sin respuesta, y luego Carboplatino + Gemzar x tres ciclos, hasta abril de 2006, presentando progresión clínica y requirió toracocentesis y drenaje de 1.5 litros de liquido pleural.

Consulta a nuestro Centro en mayo del 2006, con disnea grado 3, perdida de 6 Kg. De peso, astenia e hiporexia severa, requiere medicación opiácea por dolor torácico.

Al examen físico ausencia de ruidos en hemitorax derecho. La Rx Tórax mostró velamiento de dicho hemitorax.

Se evalúa a la paciente para posible ingreso a Erlotinib. Se firma el consentimiento informado e inicia el protocolo de tratamiento, una tableta diaria.

A la fecha la paciente lleva 14 meses bajo tratamiento con Erlotinib, con importante beneficio clínico e impacto positivo en su calidad de vida. Mostró respuesta Clínica mayor de 80 % y Respuesta Radiológica de 70 %. Se considera Respuesta Parcial.

CASO CLINICO 2

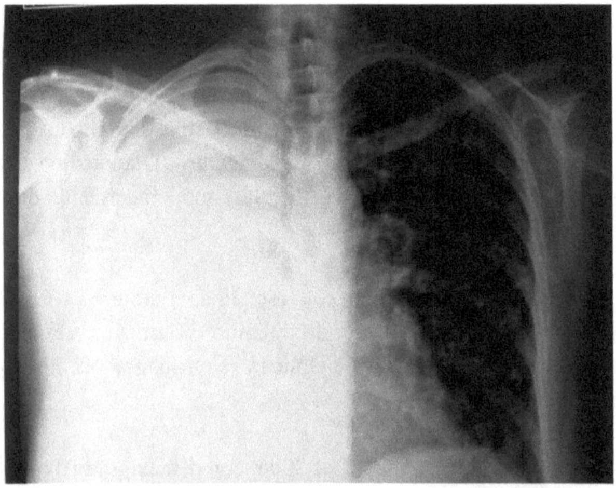

Rx Torax Basal 1. Velamiento Hemitorax Derecho

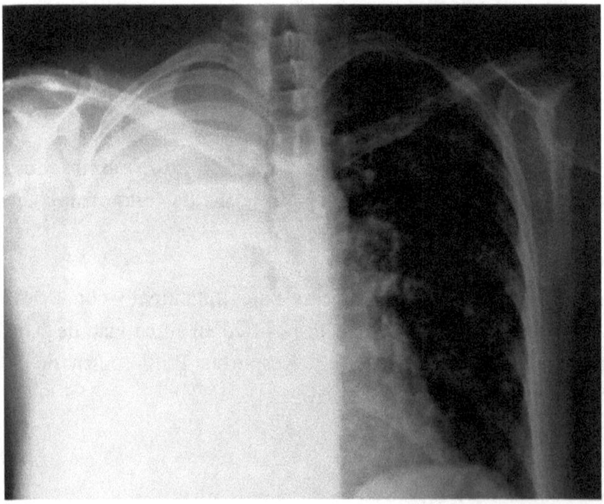

Rx Torax Basal 2. Micrometastasis difusas hemitorax izquierdo.

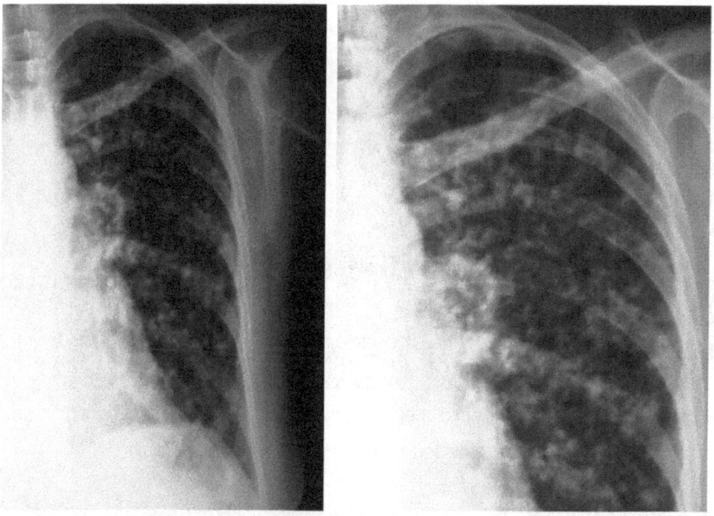

Rx Torax 3 y 4, Imágenes Micro-Nodulares Difusas, en hemitorax izquierdo

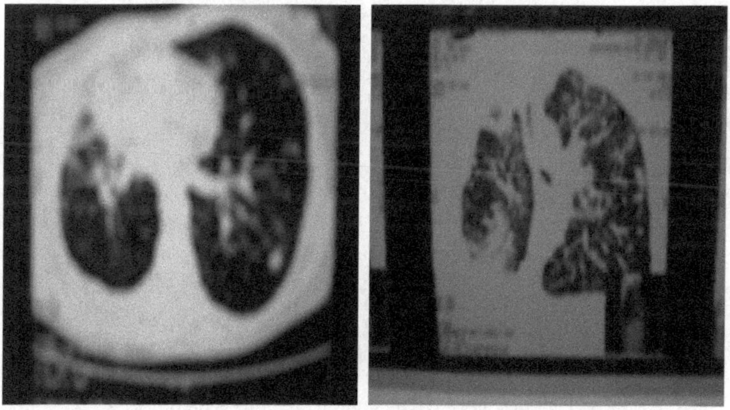

TAC Bajo Erlotnib 1 y 2, con franca mejoría radiológica y clínica.

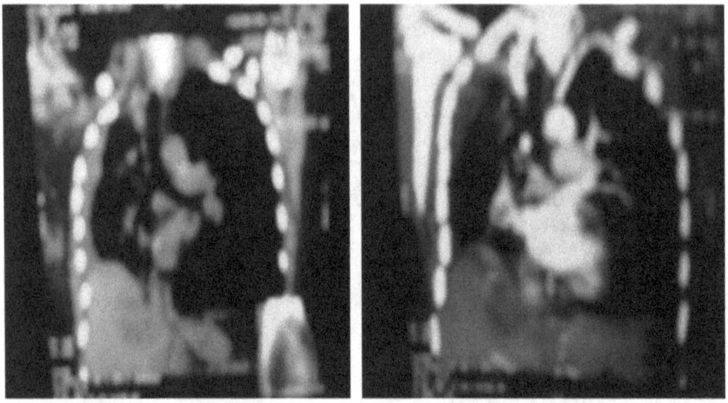

TAC Bajo Erlotnib 3 y 4, con franca mejoría radiológica y clínica. Recuperación de Hemitorax Derecho y sustancial respuesta en Hemitorax Izquierdo.

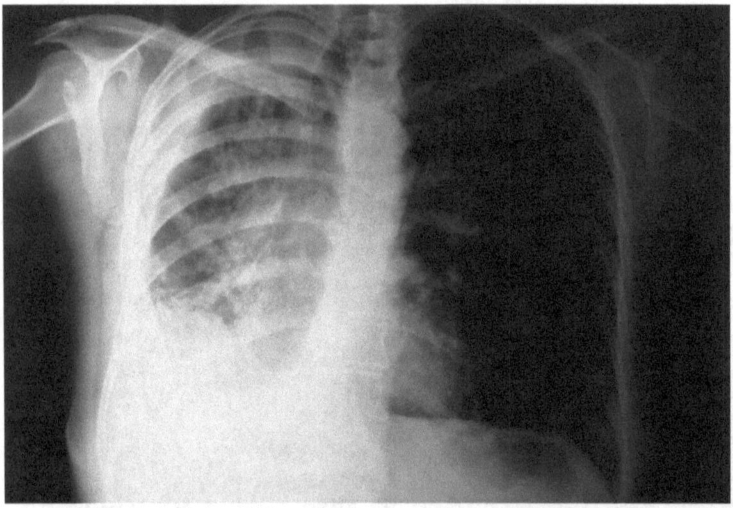

Rx Torax. Bajo Erlotinib 1 (6 meses), Recuperación de mas de 80 % de Hemitorax Derecho y Drástica mejoría de Hemitorax Izquierdo .

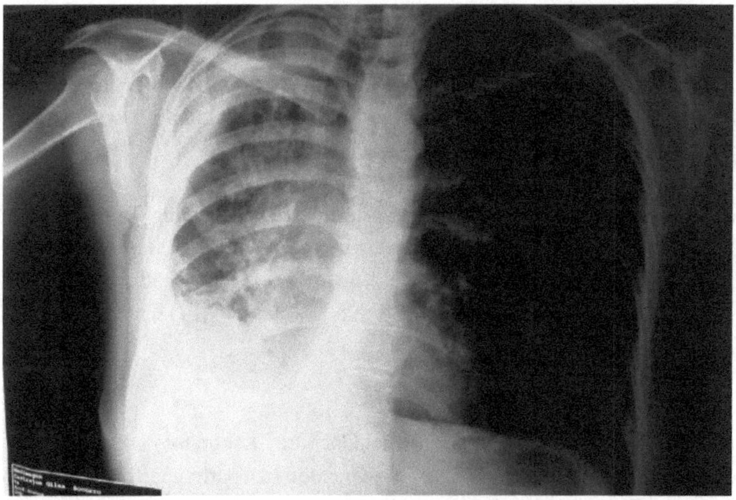

Rx Torax. Bajo Erlotinib 2 (12 meses), Recuperación de mas de 80 % de Hemitorax Derecho y Drástica mejoría de Hemitorax Izquierdo

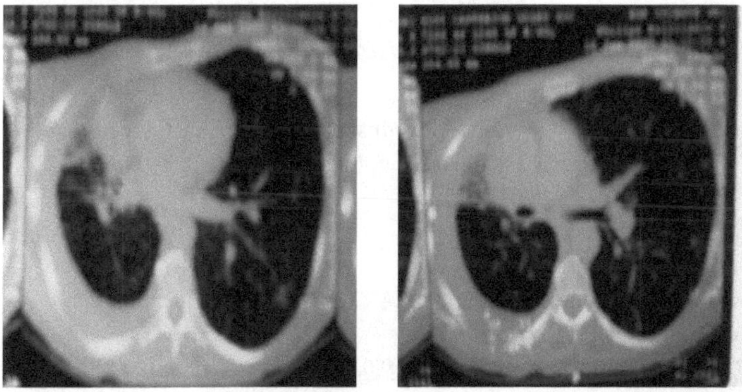

TAC de Torax, Julio 2007. Bajo Erlotinib 5 y 6. Buena evolución radiológica y clínica.

Original paper

Wood-smoke exposure as a response and survival predictor in non-small cell lung cancer patient erlotinib treatment: an open label phase II study

Oscar Arrieta M.D. [1,6,7], Luis Martínez-Barrera M.D. [2], Eduardo Tellez M.D. [3], Cesar González M.D. [4], Jhony De La Cruz-Vargas M.D.[5], Rafael Morales-Barrera M.D. [1], Diana Flores-Estrada [1], Juan Carlos Silva-Godinez M.D.[1], Claudia-Haydee Gonzalez-de la Rosa Ph.D. [6], Jaime De la Garza M.D.[1]

Oncology Department[1] and Experimental Oncology Laboratory[6], Instituto Nacional de Cancerología, Mexico City; Oncology Department, Instituto Nacional de Enfermedades Respiratorias, Mexico City[2]; Medical Oncology, ISSSTEP, Puebla, Mexico[3]; Grupo Oncológico Acapulco, Mexico[5]; Universidad Nacional Autónoma de México[7]

Correspondence to: Oscar Arrieta M.D.
Department of Medical Oncology of the Instituto Nacional de Cancerología
San Fernando # 22, Sección XVI, Tlalpan, México, D.F. C.P. 14080
Telephone: (55) 56 28 04 00 ext 832
email: ogar@servidor.unam.mx

Key words: Lung Cancer, metastasis CNS, carcinoembryonic antigen, prognosis
https://doi.org/10.1097/JTO.0b013e31818026f6

Abstract

Background: Erlotinib, a tyrosine kinase inhibitor, has improved survival and quality of life in patients with non-small cell lung cancer (NSCLC) after fist-line or second-line chemotherapy. Asian origin, adenocarcinoma histology, female gender, lack of tobacco use and expression of EGFR are significant independent predictors of response to erlotinib. Although tobacco use is considered a major cause of NSCLC, other factors are involved in its pathogenesis. In underdeveloped countries such as Mexico, wood and other solid fuels are still used for cooking and heating. The physiopathological mechanisms of wood smoke exposure (WSE) as a potential risk factor for the development of NSCLC are still unknown.

Methods: 150 patients with the diagnosis of NSCLC with poor performance status and after first or second-line chemotherapy were treated with erlotinib. Clinical and pathological characteristics were associated with response.

Results: We found a global response to erlotinib in 39 patients (31.2%; IC 95% 23-39.3), stable disease in 33.6% and progression in 33.6%. Clinical improvement and favorable changes in status performance were observed in 54.4 and 33.6%, respectively. The clinical features associated with response to erlotinib in the univariate analysis were female gender (44 vs 15.7% p=0.001), non-smokers (45.6 vs 19%, p=0.001), adenocarcinoma (33.8 vs 16 % p=0.009) and WSE (81 vs 14% p=0.001). Only the histological type (p=0.049) and WSE (p=0.001) were of statistical significance in the logistic regression analysis. The factors associated to an improved progression-free survival (PFS) in the Cox multivariate analysis were: adenocarcinoma histology (7.6 ±0.7 vs 2.7 ±0.4 months, p=0.002), female gender (7.6 ±1.3 vs 3.97 ±1.5, p=0.027) and WSE (8.43 ±0.5 vs 4.8 ±0.9, p=0.011).

Conclusions: Conclusion: WSE is associated with response to erlotinib in patients with NSCLC and may indicate an improved PFS. The EGFR mutation is probably involved in the development of NSCLC in non-smokers with WSE.

RECEPTOR DEL FACTOR DE CRECIMIENTO EPIDERMICO Y CANCER

Capitulo 8. DISCUSION I, FACTORES PRONOSTICOS

8.1 MARCADORES Y PREDICTORES DE RESPUESTA

8.2 *CONCLUSIONES*

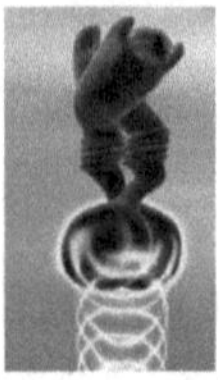

El éxito tiene muchos padres, pero el fracaso es huérfano.

John F. Kennedy

No basta saber, se debe también aplicar. No es suficiente querer, se debe también hacer.

Johann Wolfgang Goethe *(1749-1832)*
Poeta y dramaturgo alemán.

I. DISCUSION

El cáncer de pulmón no pequeñas células es la principal causa de muerte por cáncer a nivel mundial[1]. Aunque la quimioterapia base platino resulta en paliación de síntomas y un incremento de la sobrevida en pacientes con enfermedad avanzada, los beneficios son modestos y nuevos enfoques son claramente necesarios[2,3]. (Respuestas transitorias a Quimioterapia agresiva son observados en aproximadamente 30 % de los pacientes).

El estudio IDEAL y otros estudios retrospectivos han revelado que las siguientes características están asociadas a mayores tasas de respuesta al Gefitinib: *pacientes que nunca fumaron (Never Smokers), Sexo Femenino (Women), Subtipo Adenocarcinoma y Pacientes Orientales*[4,5]. Dentro de los pacientes con Adenocarcinoma, algunos subtipos histológicos han sido estudiados; un estudio mostró que las respuestas fueron mas frecuentes en pacientes con patrón de carcinoma bronquioloalveolar (BAC) (38 % VS 14 % p<.001)[5], mientras que otro estudio mostró que la tasa de respuesta fue mayor en pacientes con un subtipo papilar dominante (76 % VS 21 %; p=.002)[6]. En nuestra serie, los mejores resultados observados, y las respuestas claras y sostenidas, acompañadas de larga sobrevida ocurrieron en pacientes con esas características: Sexo Femenino, No Fumadores, Adenocarcinoma.

Cuatro pacientes de los 24 (**16.66** %), mostraron respuestas duraderas y larga supervivencia al Gefitinib (**12, 13, 23 y 31** meses). Dos pacientes del Grupo A, que fueron pacientes politratados previamente con 3 y 2 líneas previas de quimioterapia, desarrollaron metástasis cerebrales, fueron tratados con cirugía y radioterapia e ingresaron a Gefitinib, con evidencia de enfermedad sistémica progresiva. La sobrevida global de estos pacientes fue de **53 y 35 meses** respectivamente, con beneficio clínico al Gefitinib. (Presentado por nosotros en **The Iressa Clinical Experience Meeting**, June 2003, Madrid, Spain y publicado por nuestro grupo en el **2003 British Journal of Cáncer Vol. 89, Supplement 2, December 2003**)[7].

Los pacientes del Grupo B, presentan algunas características diferenciales, media de edad de casi 60 años (51 años en el Grupo A), la mayoría con pobre performance status (PS2: 9 y PS3: 2), con prolongado "Intervalo al Diagnostico y al Inicio de Tratamiento", Pocos pacientes con Quimioterapia Previa, mas del 50 % sin ningún tratamiento previo (quimioterapia, cirugía o radioterapia), solo 06 pacientes recibieron quimioterapia de primera línea, el 92 % fueron estadios IV. En este Grupo de pacientes, con factores pronósticos clásicos desfavorables, la tasa de respuesta a Gefitinib fue de 23.08 %, y un 38.46 % con Enfermedad Estable, con claro beneficio clínico de los síntomas relacionados a la enfermedad. Dos pacientes con respuesta objetiva y larga superivencia con **23 y 31** meses respectivamente.

El Grupo C de pacientes posee algunas características interesantes de remarcar. Una edad media de 61 años (46-79). El 90 de los pacientes son de sexo femenino, alrededor del 70 % nunca fumaron, pero estuvieron expuestas llamativamente al humo de leña o carbón al cocinar. El 57 % presentó diagnostico de adenocarcinoma de pulmón, y las pacientes ingresaron con quimioterapia previa y pobre performance status (PS: 2,3).

La tasa de respuesta observada en este Grupo C de pacientes tratadas con erlotinib fue alta: 42.86 %, y un 28.87% mostró enfermedad estable. La tasa de progresión de enfermedad a erlotinib fue de 28.87 %, observándose beneficio clínico de los síntomas en casi un 70 %. Tres de las pacientes están vivas a la fecha (Julio de 2007) y mostraron respuestas clínicas y radiológicas dramáticas. La alta tasa de respuesta observada, así como la correlación clínica de respuesta a erlotinib en mujeres no fumadoras y expuestas al humo de la leña al cocinar, podría ser potencialmente explicada por mecanismos oncogénicos diferentes (mutación de EGFR) y si esto podría conferirles mayor sensibilidad a estos nuevos agentes inhibidores de EGFR-TQ, es una hipótesis que nuestro grupo esta trabajando y estamos analizando mutaciones de EGFR en este subgrupo de pacientes.

La necesidad de identificar factores predictivos de respuesta a los EGFR-TQI, que puedan ser usados para seleccionar pacientes con mayores posibilidades de beneficio a estas nuevas terapias, tiene enormes implicancias clínicas, terapéuticas y pronosticas. En la tabla 7, mostramos los diferentes factores propuestos.

En nuestro análisis de IHQ en 15 de los pacientes del Grupo B y C, detectamos que el 60 % sobreexpresaban de manera variable el EGFR (9 pacientes en total). Aunque la muestra es pequeña, se corresponde con los datos de la literatura disponible. No encontramos correlación de sobreexpresion de EGFR con otros posibles factores pronósticos conocidos ni con respuesta al tratamiento. Aunque algunos ensayos publicados exigían como criterio de inclusión la presencia de sobreexpresión del EGFR en las células tumorales, los análisis posteriores, así como los de otros estudios sugieren que las respuestas favorables son independientes al grado de sobreexpresión del receptor [8].

Tres estudios recientemente publicados, proveen informacion adicional. [9,10,11]. Toshimi Takano, et al, evaluaron la mutación del factor de crecimiento epidérmico y su numero de copias como predictor de respuesta clínica en 66 pacientes japoneses con cáncer de pulmón no pequeñas células que recibieron Gefitinib[10].

Encontraron mutación de EGFR en un 59 % de los pacientes, no fueron identificadas mutaciones en ERBB2. La tasa de respuesta fue 82 % (32 de 39 pacientes) VS 11 (3 de 27 pacientes); p<0.0001, tiempo a la progresión (TTP media: 12.6 VS 1.7 meses; p<0.0001), y sobrevida global (media: 20.4 VS 2.6 meses; p= 0.0001), fue significativamente mejor en pacientes con EGFR mutado que en pacientes con EGFR nativo. Un numero de copias EGFR incrementado (>= 3/célula) fue observado en 29 pacientes (44 %) y estuvo significativamente asociado con una alta tasa de respuesta, 72 % (21 de 29 pacientes) VS 38 % (14 de 37 pacientes); p=0.005 y un prolongado tiempo a la progresión (TTP medio: 9.4 VS 2.6 meses; p=0.038). *En conclusión, este estudio indica que la mutación de EGFR y un número de copias incrementado predice buena respuesta clínica en pacientes con cáncer de pulmón no pequeñas células tratados con Gefitinib*. Posteriores investigaciones son necesarias para incorporar estos marcadores a la práctica clínica apropiadamente. Fred R. Hirsch et al[10], reportan un estudio del Southwest Oncology Group Study: Incremento del Numero de copias del gen de EGFR (detectado por FISH) asociado con mayor sensibilidad al Gefitinib en pacientes con Carcinoma Bronquioloalveolar. Evaluaron el número de copias de los genes EGFR y ERBB2 por FISH en 81 pacientes tratados con Gefitinib y lo correlacionaron con respuesta al tratamiento. *Encontrando que un numero elevado de copias del gen EGFR detectado por FISH esta asociado con una mejora en la sobrevida después del tratamiento con Gefitinib en pacientes con carcinoma bronquioloalveolar avanzado, sugiriendo que el método FISH puede ser usado para evaluar potencial sobrevida en pacientes tratados con EGFR-TQI.*

Daphne W. Bell et at[11], del Massachusetts General Hospital Cancer Center and Department of Pathology, Harvard Medical School, determinaron la contribución de la alteración molecular en EGFR en cuanto a respuesta y sobrevida, dentro de los pacientes en los estudios fase II (IDEAL) y fase III (INTACT) con Gefitinib. Analizaron la frecuencia de la mutación EGFR en especimenes de cáncer de pulmón de ambos estudios y se comparo esto con amplificación génica del EGFR, y otras anormalidades genéticas en cáncer de pulmón no pequeñas células. De manera interesante correlacionaron EGFR mutado con las caracteristicas clínicas previamente identificadas de respuesta al Gefitinib: *histología adenocarcinoma, no historia de tabaquismo, sexo femenino y etnia asiática.*

Tabla 8. Factores Predictivos Asociados a mejor Respuesta a EGFR-TQI

FACTORES CLINICOS:

- **Sexo Femenino**
- **No Fumadores**
- **Edad Joven**
- **Adenocarcinoma:**
  - **Patrón Bronquioloalveolar**
  - **Predominio Papilar**
- **Pacientes Asiaticos**
- **Reacciones Cutáneas:**

(Rash, Reacción Acneiforme, etc.)
Exposición al Humo al cocinar con leña o carbon

FACTORES MOLECULARES/GENETICOS

- **EGFR- Mutado**
- **Aumento del Numero de Copias EGFR (FISH)**
- **ERBB2 Mutado (HER2)**
- **EGFR Serico (Proteomica)**

FACTORES INTRACELULARES (PATHWAYS)

- **AKT Fosforilado**
- **MAPK Fosforilado**

(Dr. Jhony A. De La Cruz-Vargas, 2005)

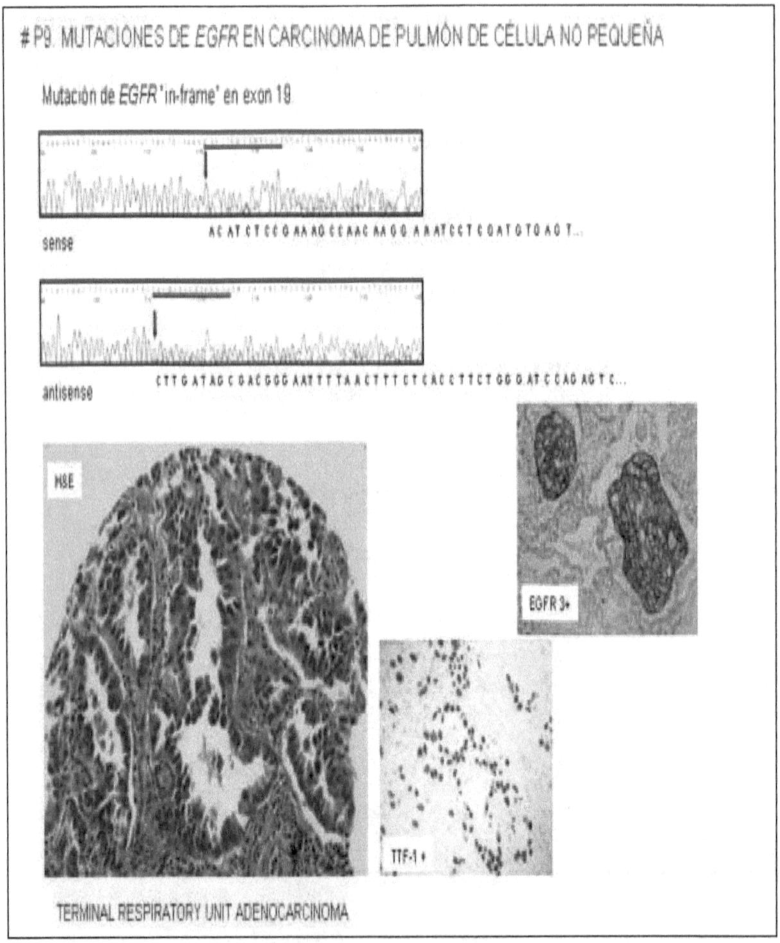

Figura 12. MUTACIONES DE EGFR

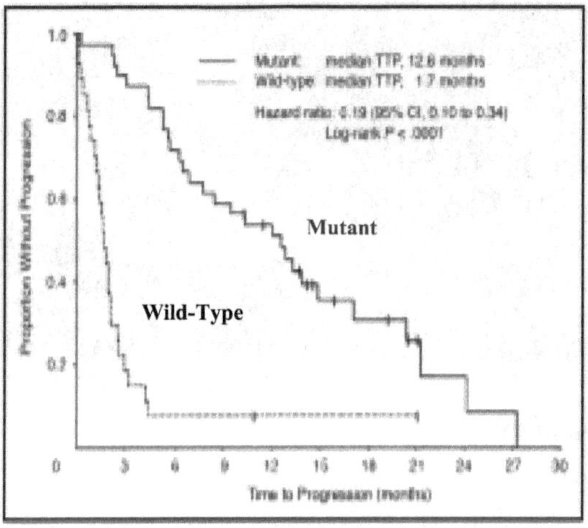

Fig. 13 Tiempo a la Progresión Kaplan Meier, según Status de Mutación de EGFR.

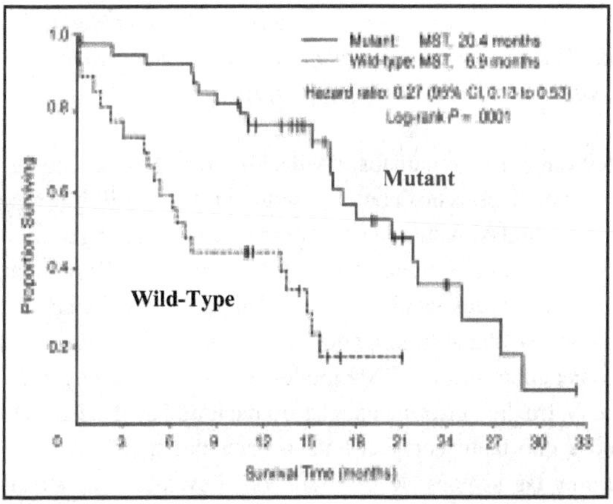

Fig. 14 Sobrevida Global Kaplan Meier, según Status de Mutación de EGFR.

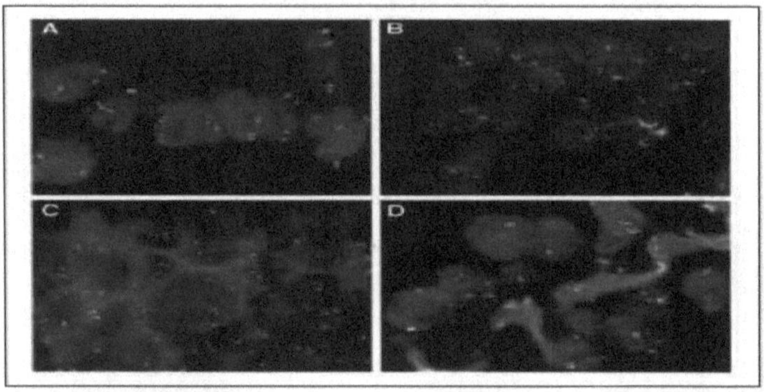

Fig. 15. FISH y EGFR.

No se encontró correlación con estos factores y la sobreexpresion de EGFR, *sugiriendo que estos marcadores moleculares identifican un subset biológico diferente de pacientes con cáncer de pulmón no pequeñas células. Concluyen que la mutación EGFR y la amplificación parecen identificar distintos subsets de pacientes con una respuesta incrementada al Gefitinib. La combinación de Gefitinib con quimioterapia no aumento la sobrevida en pacientes con esos marcadores moleculares.*

Una hipótesis interesante llamada: "**Adicción Oncogénica",** demuestra que los efectos dramáticos vistos con el Imatinib en LMC, GIST y quizás otros pocos tipos tumorales, resulta de bloquear una ***alteración genética crítica***, en el que las células tumorales han desarrollado dependencia para sobrevivir[12]. La extrapolación de este enfoque terapéutico a canceres epiteliales comunes ha sido limitado por la falta de hallazgos comparables de lesiones genéticas criticas. Este modelo de adicción oncogénica, ha sido probado in Vitro, reconstituyendo las mutaciones asociadas a EGFR[13,14] observándose que tanto con Gefitinib o pequeñas moléculas de RNA, se logra suprimir las señales de proliferación, llevando a apoptosis rápida, consistente con el modelo de adicción oncogénica. Aunque la experiencia clínica in vivo parece señalar que, la complejidad e interacción de múltiples vías, haga plausible la teoría del "**Bloqueo Multitarget**" y la hipótesis de

"**Sofocación Tumoral**", como estrategias para vencer la resistencia de las células tumorales.

Aunque los estudios iniciales de Gefitinib fallaron en mostrar actividad en la mayoría de los casos de cáncer de pulmón no pequeñas células, un subset de pacientes respondedores, evidenciaron rápidas y dramáticas respuestas, correspondiéndose con las respuestas vistas por los oncólogos médicos en diferentes partes del mundo, en un subgrupo de pacientes. Resulta más que evidente que la selección de pacientes es crucial en los nuevos enfoques de blancos terapéuticos. Las mutaciones de EGFR han sido reportadas globalmente en un 30 % de los pacientes asiáticos y entre un 10 % y 20 % en pacientes occidentales.[11,15]. La razón de esta diferencia étnica aun espera respuestas.

La comunidad medica científica evalua para saber si la mutación de EGFR, Numero de copias de EGFR, Inmunohistoqumica de EGFR o una combinación de estos y otros tests deberían ser usados para ayudar a predecir que pacientes serán más probablemente respondedores a la terapia con Gefitinib o Erlotinib, y que test debería realizarse para ayudar a identificar los candidatos apropiados para la terapia con EGFR-TQI. Creemos que, en poco tiempo, la comunidad oncológica, contará con la posibilidad de determinar una selección adecuada de pacientes para tratamiento con EGFR-TQI

Muchos estudios diseñados para evaluar Gefitinib y Erlotinib en pacientes con mutación del EGFR se pusieron en marcha, y esto seguramente marcarán el rumbo de futuras investigaciones y dará respuestas a muchas interrogantes.

RECEPTOR DEL FACTOR DE CRECIMIENTO EPIDERMICO Y CANCER

Capitulo 9. DISCUSION II: COMPARACION ENTRE GEFITINIB Y ERLOTINIB

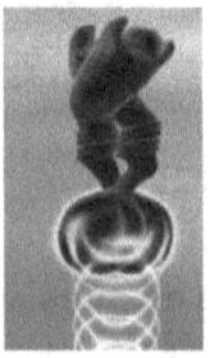

La ausencia de prueba
No es prueba de ausencia...

Anónimo.

El presente capitulo esta basado en las presentaciones, publicaciones y la experiencia desarrollada por el Prof. Dr. Nick Tatcher, de la Universidad de Manchester, con quien tuvimos la valiosa oportunidad de conocerlo personalmente, participar en tres foros internacionales de expertos en cáncer de pulmón, así como en recibir su vasta experiencia, ya que es referente internacional en el tema, e investigador principal de muchos de los estudios conducidos a nivel internacional con gefitinib y erlotinib. A El mi especial reconocimiento por todo el material facilitado

DISCUSION: COMPARACION ENTRE GEFITINIB Y ERLOTINIB

9.1 ISEL y BR21 comparados

Resultados

La experiencia ganada de los estudios fase I y fase II con erlotinib monoterapia y erlotinib en combinación con quimioterapia de primera línea fue similar a aquella vista con gefitinib, aunque la eficacia de erlotinib en el estudio BR21[12] confirma lo notado en estudios tempranos, los resultados del estudio ISEL[14] fue una sorpresa para la comunidad oncológica. Diferencias significativas en respuestas fueron vistas para gefitinib y erlotinib comparado con placebo en ambos estudios el ISEL y el BR21 respectivamente (8% para gefitinib *vs.* 1% para placebo, $p<0.0001$ en ISEL[14], y 8.9% para erlotinib *vs.* <1%, para placebo $p<0.001$ in BR21[12]). Mayores respuestas para los inhibidores de la tirosin quinasa del EGFR que para placebo fueron notados en ambos estudios para pacientes con adenocarcinoma, no fumadores, femeninos y pacientes de origen asiático. (**Tabla** 3, pag.59). Aunque el HR para la supervivencia global media para gefitinib y erlotinib comparado con placebo difieren (**tabla** 3), el IC 95% para gefitinib y erlotinib se superponen. En el estudio ISEL[26] el log-rank test, que fue el análisis primario preplaneado, fue negativo (**tabla** 3); sin embargo, el análisis de Cox para la supervivencia global fue significativo para gefitinib. La **Figura 16** muestra la supervivencia global en los estudios ISEL y BR21. La pregunta es ¿el gefitinib es menos eficaz que el erlotinib??, o si el diseño del estudio ISEL, las características clínicas de los pacientes enrolados, las características moleculares de los tumores, o la dosis del gefitinib pueden haber contribuido a un resultado no significativo.

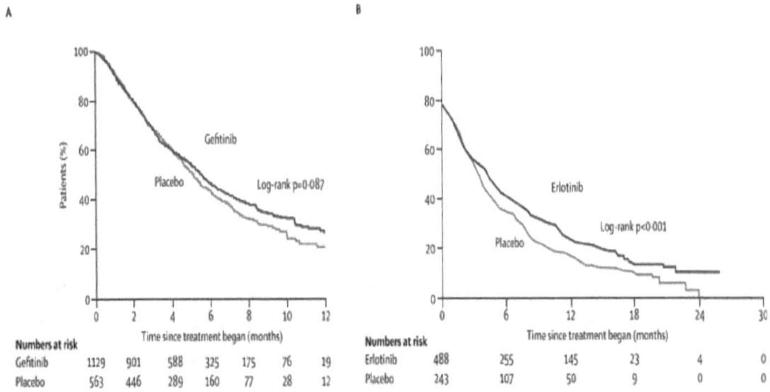

Figure 16. Kaplan-Meier curves of overall survival in ISEL (A) and BR21 (B) trials Reproduced and modified with permission from **refs 12 and 14**

9.2 Diseño del estudio

Los estudios ISEL y BR21 usaron un diseño similar, en estos los pacientes fueron asignados aleatoriamente en una relacion de dos a uno a recibir la droga del estudio o placebo y fueron estratificados de acuerdo al centro y a su performance status. La **Table 9** resume las diferencias en los fcatores de estratificacion para ambos estudios. [14,12] Ninguno de los dos estudios fueron potenciados para determinar supervivencia según los criterios fijados antes de cada estudio. Ambos ensayos fueron diseñados para identificar, con un poder de 90% y un error tipo I de 5% (dos colas), un 33% de mejora en la supervivencia media, y ambos reunieron su blanco de reclutamiento. El estudio ISEL fue más grande que el BR21 (**tabla 10**), debido a que este analizaba dos poblaciones (ejemplo aquella con adenocarcinoma y la poblacion global.

TABLA N⁰ 9 ESTRATIFICACION	**ISEL**	**BR 21**
HISTOLOGIA	SI	NO
ANTECEDENTES CLINICOS DEGENERATIVOS	SI	NO
PERFORMANCE STATUS	SI	SI
SEXO	SI	NO
RAZON DE FALLAS PREVIAS EN QUIMIOTERAPIA	SI	NO
NUMERO DE REGIMENES PREVIOS DE QUIMIOTERAPIA	SI	SI
PREVIA EXPOSICION A PLATINO TERAPEUTICO	NO	SI
CENTRO o SITE	NO	SI
ENSAYOS CLINICOS ISEL Y BR21		

TABLA 10. CARACTERISTICAS BASALES DE PACIENTES DENTRO DE ISEL y BR21

	ISEL[34]		BR21[32]	
	Genitinib (n=1129)	Placebo (n=563)	**Erlonitinib** (n=488)	Placebo (n=243)
Edad en Años, Media (Rango)	62 (28-90)	61(31-87)	62(34-87)	59(32-89)
Pacientes con Características (%)				
Hombre	756 (67%)	377 (67%)	315 (65%)	160 (66%)
Performance Status	734 (65%)	388 (69%)	320 (66%)	166 (68%)
No fumadores	248 (22%)	124 (22%)	104 (21%)	41 (17%)
Adenocarcinoma	542 (48%)	270 (48%)	246 (50%)	119 (49%)
Origen Asiático	237 (21%)	107 (19%)	63 (13%)	30 (12%)
Régimen Previo de Quimioterapia	553 (49%)	276 (49%)	247 (51%)	122 (50%)
Exposición previa con platino	1084 (96%)	540 (96%)	449 (92%)	224 (92%)
Pacientes con la mejor respuesta a tratamientos previos (%)				
Respuesta (completa y parcial)	203 (18%)	107 (19%)	185 (38%)	92 (38%)
Enfermedad estable	418 (37%)	208 (37%)	166 (34%)	83 (34%)
Progresión	508 (45%)	248 (44%)	137 (28%)	68 (28%)

9.3 Características Clínicas

La **Tabla 10** muestra las características básales de los pacientes reclutados en el estudio ISEL y BR21. La distribución de edad, sexo, performance status, historia de fumador o presencia de adenocarcinoma fue similar para ambos estudios. La proporción de pacientes de origen asiático fue mayor en el estudio ISEL que en el BR21, lo cual podría anticipar un sesgo a favor de respuesta positiva del estudio ISEL, debido a que esos pacientes tienen una respuesta incrementada y beneficio en la supervivencia cuando son examinados como subgrupo.

El numero de regimenes de quimioterapia previa no fue asociado con respuesta en los estudios fase II de gefitinib o erlotinib, y la proporción de pacientes quienes habían recibido solo un régimen de quimioterapia previa fue la misma en el estudio ISEL y el BR21 (**tabla 10**). La principal diferencia entre los participantes en los dos estudios **fue la respuesta previa al tratamiento**. En el ensayo ISEL[14] el 45% de los pacientes en el grupo de gefitinib había progresado, y 18% había respondido a su más reciente régimen de quimioterapia. En contraste 28% de los pacientes en el grupo de erlotinib habían progresado, y 38% habían respondido a su más reciente régimen de quimioterapia. (**tabla 10**). La presencia de un grupo refractario de pacientes pudo haber contribuido al resultado negativo del estudio ISEL.[14] En un análisis exploratorio de subgrupos para el BR21 un significativo beneficio en la supervivencia fue visto para pacientes quienes habían tenido previamente una respuesta parcial o completa a la quimioterapia (0.7 [0.5-0.9], p=0.004), pero no para aquellos quienes la mejor respuesta a la quimioterapia fue enfermedad estable o enfermedad progresiva. En una evaluación de fase II[13] de erlotinib, un intervalo de mas de 12 meses desde el diagnostico fue un predictor independiente significativo de mejor supervivencia que cuando el tiempo del intervalo fue menor de 12 meses desde el diagnostico. Se podría anticipar que los pacientes quimiorefractarios estén en la ultima categoría con un corto intervalo desde el diagnostico.

La mayor proporcion de pacientes quimiorefractarios en el estudio ISEL comparado con el estudio BR21 puede ser explicado por los criterios de elegibilidad: BR21 no puso ninguna restriccion en el tiempo trascurrido desde el tratamiento de quimioterapia previa, mientras que el ISEL estipulaba que los pacientes deberian tener enfermedad refractaria (recurrencia o progresion durante el tratamiento o durante los 90 dias de la ultima dosis de quimioterapia.

9.4 Características Moleculares

Al momento de los ensayos ISEL y BR21, la importancia del número de copias génicas, mutación de EGFR, o la expresión de la proteína EGFR para predicción de respuesta o beneficio en la supervivencia no era conocida. La expresión de EGFR, evaluada por el uso de análisis de inmunohistoquimica no predijo la respuesta en los datos de Fase II, entonces el estatus de EGFR no se uso para seleccionar los pacientes en los estudios ISEL y BR21 (aunque la expresión de EGFR fue evaluado en el análisis de supervivencia en el BR21). Posteriormente apareció evidencia de la asociación entre respuesta y mutación especifica en el dominio tirosin quinasa del EGFR,[30-32] y entre respuesta y un incrementado numero de copias EGFR del tumor.[6] Sin poder notarse una asociación entre estos factores EGFR y supervivencia. Se realizó un análisis retrospectivo de predictores moleculares de respuesta y supervivencia, de las biopsias obtenidas de los pacientes que firmaron su consentimiento de los estudios ISEL y BR21. .[33,34]

La **Tabla 11** resume los resultados de la expresión de EGFR por inmunohistoquimica, análisis de número de copias de EGFR por FISH (fluorescence-in-situ hybridisation) para los estudios ISEL[34] y BR21.[33] La presencia de EGFR en el estudio BR21[33] fue significativo para mayor supervivencia en el análisis univariado comparado con aquellos que no expresaron EGFR, pero no fue significativo en el análisis multivariado y el test de interacción del efecto del tratamiento para este marcador no fue significativo. El estudio ISEL mostró una relación no significativa entre EGFR y supervivencia.

Tabla 11: Análisis de la expresión de EGFR y numero de copias del gen EGFR en los ensayos ISEL y BR21 [33,34]

	ISEL				BR21			
	Numero de Muestras (%)	Resultado con Genitinib (%)	HR para supervivencia (95%)+	p	Numero de Muestras (%)	Resultado con Erlonitinib (%)	HR para supervivencia (95%)+	p
EGFR POR INMUNOHISTOQUIMICA								
Positivo	239 (68%)	11%	--	--	184 (57%)	11% (12 de 6 evaluadas)	0.68(0 49-095)	0.02
Negativo	113 (32%)	4%	--	--	141 (43%)	4% (3 de 8 evaluadas)	0.93(0.63-1.36)	0.7
EGFR NUMERO DE COPIAS								
Alto (FISH Positivo)	111 (31%)	18%	0-61(0.36-1.03)	0.06	56 (45%)	20% (5 de 25 evaluadas)	0.44(0.23-082)	0.01
Bajo (FISH Negativo)	246 (69%)	3%	1.14(0.8-1.62)	--	69 (55%)	2% (1 de 41 evaluadas)	0.85(0.48-1.51)	0.59

* Información no disponible para el número de respondedores o para aquellos evaluables.
+Comparado con Placebo
‡ No Significativo en análisis multivariados.
§Multivariado análisis no reportados.

En relación al número de copias EGFR, los tumores con alta polisomia o amplificación génica fueron clasificados como FISH positivos. La supervivencia media global (Median overall survival) fue 7.0 meses para pacientes FISH positivo asignados a gefitinib, versus 4.5 meses para pacientes FISH positivo asignado a placebo. (**tabla 11**). En el estudio BR21 los pacientes que fueron FISH positivos en el grupo erlotinib tuvieron significativamente mayor supervivencia que los pacientes FISH positivo en el grupo placebo. En el estudio ISEL, el test de interacción del efecto del tratamiento en pacientes que fueron FISH positivo comparado con aquellos que fueron FISH negativo fue p=0.06, y para el estudio BR21 el test de interacción fue p=0.008 para el análisis univariable. Sin embargo en el estudio BR21 el estatus FISH positivo no fue significativo en el análisis multivariable, por lo que futuros estudios son necesarios para concluir acerca del rol de la amplificación génica de EGFR como test predictor de eficacia de los inhibidores de EGFR.

En las muestras de tumor de los pacientes del estudio BR21, las mutaciones EGFR fueron asociadas con respuesta a erlotinib pero no con supervivencia; la evaluación de mutaciones EGFR y respuesta clínica para el estudio ISEL esta en progreso.[33–35] Varios otros marcadores moleculares han sido analizados para predicción de respuesta a erlotinib o gefitinib. En particular tumores con mutaciones de v-Ki-ras2 Kirsten rat sarcoma viral oncogene homologue (*KRAS*), los cuales son comunes en CPNPC pueden ser resistentes a inhibidores de EGFR,[36] pero los resultados para el rol predictivo del estatus de mutación de KRAS para respuesta a inhibidores de EGFR en los estudios ISEL y BR21 no han sido reportados.

Una advertencia importante en la interpretación de la data molecular es que las muestras de biopsia estuvieron disponibles para un poco mas de la mitad de los pacientes enrolados, y la data del número de copias EGFR estuvo disponible para el 17% de los pacientes del BR21 y para el 21% de pacientes del Estudio ISEL.

Aunque las características clínicas y respuesta al tratamiento en esos pacientes fueron consistentes con la población global de estudio, los resultados deben ser interpretados aun con cautela. ¿En cuanto las muestras tomadas antes de cualquier tratamiento, **reflejan exactamente las características moleculares de CPNPC que tienen las recurrencias después de uno o más regimenes de quimioterapia**? La respuesta no es conocida. Debido a que los especimenes no estuvieron disponibles en todos los pacientes, establecer el peso en que los factores moleculares pueden haber afectado la respuesta global entre los grupos en ambos estudios, no es posible.

9.5 ¿Fue correcta la dosis evaluada de Gefitinib?

Gefitinib (peso molecular 446.9 Da) y Erlotinib (429.9 Da) tienen una estructura principal común, compiten por el sitio de unión ATP citoplásmica, son metabolizados principalmente

por el citocromo P450 enzima CYP3A4, poseen similar biodisponibilidad oral (media de 60% para gefitinib y 59% para erlotinib) y tienen una alta afinidad para unirse a proteínas plasmáticas. La biodisponibilidad de erlotinib se incrementa con los alimentos, mientras que gefitinib no se afecta con los alimentos. [37] Hubo mucho debate acerca de la mejor forma de seleccionar la dosis de la droga blanco para su evaluación de fase II ya que la inhibición del target (dosis biológica optima) y actividad antitumoral pueden ocurrir a una dosis inferior que la máxima dosis tolerada, particularmente cuando los efectos secundarios son no significativos o al menos distintos a los efectos tóxicos de las drogas citotóxicas convencionales, o ambas. Tanto para gefitinib o erlotinib, los estudios clínicos tempranos[15–19], favorecieron continuamente, dosis diarias fijas. Los datos farmacodinámicos y de efectos tóxicos llevaron a seleccionar bajas dosis mas que máximas dosis toleradas para gefitinib, mientras que erlotinib a dosis de 150 mg fue seleccionado de acuerdo a la convención de máxima dosis tolerada. [11] La **Tabla 12** muestra los efectos tóxicos y famacocineticos de gefitinib y erlotinib. Erlotinib tiene mayor afinidad para EGFR que gefitinib (tabla 6). En el estudio BR21, un beneficio para erlotinib comparado con placebo fue observado en todos los subgrupos. Erlotinib usado a su máxima dosis tolerable en adición a su fuerte afinidad a EGFR podría proveer una ventaja sobre gefitinib. De manera notable, la alta frecuencia de efectos tóxicos en piel, tracto gastrointestinal (diarrea) en el estudio BR21 comparado con el ISEL puede sugerir que una mayor concentración sistémica fue alcanzada en el estudio BR21. Además, la depuración de erlotinib esta sustancialmente incrementada en fumadores, lo que sugiere que la eficacia de erlotinib puede reforzarse después de dar una dosis alta. Un estudio fase II que evalúa esta hipótesis de esquema de tratamiento se abre este año.

Tabla 12: Farmacocinética y Efectos Tóxicos de Gefitinib y Erlotinib

	Gefitinib	Erlotinib
Dosis Biológica Optima	>150 mg	100 mg
Dosis Máxima Tolerada	700 mg	150 mg
Área bajo la curva de la dosis máxima tolerada	36.08	38.42
Afinidad por EGFR	IC50=5nmol/L	IC50=2nmol/L
Dosis elegida para ensayo fase III	250 mg	150 mg
Frecuencia de Rash Cutaneo	37%	76%
Frecuencia de diarrea	27%	55%

IC50= Concentración inhibitoria 50%

*Dato para ref. 37

+Datos para las referencias 12 a la 14

9.6 ¿Hacia donde va el Gefitinib?

Aunque el gefitinib no esta ampliamente disponible para pacientes quienes han recaído después de primera o segunda línea de quimioterapia en muchos países desarrollados, si permanece licenciado en 36 países y 41 ensayos de este agente (18 en USA, 20 en el resto del mundo, y tres en Japón) están completando su reclutamiento. Estos ensayos cubren todos los estadios de CPNPC e incluyen monoterapia o enfoques de combinación. Un estudio fase II[38] de gefitinib neoadyuvante en pacientes con estadios tempranos de CPNPC resecable están siendo conducidos para evaluar respuesta, efectos tóxicos y biomarcadores moleculares de respuesta en estadios I-IIIA y en tumores estadios IA o IB. Un estudio fase I/II[39] de inducción de gefitinib y radioterapia concurrente en pacientes con estadios I o II de CPNPC inoperable esta también activo. Aunque el estudio SWOG 0023[28] se cerro tempranamente, un estudio fase III controlado-placebo de gefitinib como tratamiento de mantenimiento con modalidad combinada permanece abierto en Italia. [40] De manera similar, a pesar de los resultados no alentadores de primera línea de combinación del INTAC1 e INTAC2 para CPNPC avanzado, ensayos para evaluar gefitinib secuencial con quimioterapia estándar están en progreso. El Swiss Institute for Applied Cancer Research esta conduciendo un estudio fase II de gefitinib seguido por gemcitabine y cisplatino a la progresión de la enfermedad[41], y la European Organisation for Research and Treatment of Cancer estuvo evaluando gefitinib de mantenimiento versus placebo después de primera línea de quimioterapia base platino en pacientes con enfermedad estable o con respuesta. [42] Además, el National Taiwan University Hospital esta realizando un estudio fase II[43] de primera línea de gefitinib en pacientes con inoperable CPNPC que no hallan recibido quimioterapia.

El perfil favorable de efectos tóxicos de gefitinib comparado con los de la quimioterapia convencional ha favorecido varios estudios en pacientes con potencial incremento del riesgo de efectos tóxicos de la quimioterapia o en aquellos con mal estado general. El National Cancer Institute USA esta conduciendo un estudio fase II no randomizado[44] en pacientes mayores de 65 años, para evaluar gefitinib solo o carboplatino y paclitaxel seguido por gefitinib. Un estudio fase II[45] en pacientes mayores de 70 años esta evaluando docetaxel en combinación con gefitinib. El estudio INVITE[46] es un fase II, multicentrico, randomizado de gefitinib 250 mg o vinorelbine (30 mg/m2) en pacientes sin quimioterapia previa y mayores de 70 años, con estadios IIIB o estadios IV de CPNPC. Un estudio fase II[47] de gefitinib o gemcitabine y carboplatino, otro estudio fase II[48] de gefitinib o placebo con mejor cuidado de soporte y un estudio fase I[49] de gefitinib y radioterapia torácica paliativa están en curso para pacientes de edad no avanzada con pobre permance status que no han recibido quimioterapia previa.

Respuestas de metástasis cerebrales a gefitinib ha sido reportad [50], y el Swiss Institute for Applied Cancer Research esta realizando un estudio fase II randomizado[51] de radioterapia holocerebral combinada con gefitinib o temozolamida, y en Italia un estudio fase II[52] de gefitinib solo en pacientes asintomáticos, sin radioterapia previa esta abierto.

El estudio SING (Second-line Indication for Gefitinib in NSCLC) [53], es un estudio randomizado, no comparativo, fase II en 141 pacientes que evalúa gefitinib 250 mg por día o docetaxel en pacientes con CPNPC avanzado quienes han fallado a un régimen de quimioterapia previa. Dentro de los pacientes que recibieron gefitinib, 34% habían respondido al tratamiento previo. La proporción de pacientes que mostraron mejoría en los síntomas y calidad de vida fue mayor para aquellos que recibieron gefitinib que para los que recibieron docetaxel. La respuesta y el control de la enfermedad fueron similares (alrededor de 13% y 60 % respectivamente) para gefitinib y docetaxel. La supervivencia media para pacientes en el grupo de gefitinib fue 7.5 meses y para el grupo de docetaxel fue de 7.1 meses. Los efectos tóxicos fueron mayores en los pacientes asignados a docetaxel (25% de los pacientes experimentaron grado 3-4 de efectos tóxicos) comparado con gefitinib (9% de los pacientes experimentaron grado 3-4 de efectos tóxicos). Basados en estos datos, el objetivo de reclutamiento del fase III INTEREST (Iressa NSCLC Trial Evaluating Response and Survival against Taxotere) [54] (n=1440) Y el estudio Japonés V 15–32[55] (n=484) está cerca de ser completado, y compara gefitinib con docetaxel en segunda y tercera línea de tratamiento (V 15–32 solamente). Aunque erlotinib esta licenciada para segunda y tercera línea en pacientes que no se planea mas quimioterapia, en cuanto docetaxel o pemetrexed es mejor que los inhibidores de EGFR en segunda línea no esta claro, y la secuencia de esas diferentes opciones de segunda línea en la practica clínica no es conocido. Si el estudio INTEREST[54] muestra equivalencia de eficacia pero menos efectos tóxicos para gefitinib comparado con docetaxel, el entusiasmo por el desarrollo clínico de gefitinib puede incrementarse, así como también la evaluación de erlotinib como una alternativa menos toxica que las drogas citotóxicas convencionales que son efectivas en segunda línea de tratamiento de CPNPC.

La experiencia clínica con gefitinib muestra los desafíos que se encaran en el desarrollo de terapias target para una enfermedad maligna clínica y molecularmente heterogénea, y ha colocado los fundamentos para el desarrollo de futuros nuevos agentes. La droga antiangiogenica bevacizumab, con diana en VEGF (vascular endothelial growth factor), incrementa la supervivencia en pacientes con CPNPC sin quimioterapia previa cuando se combina con esquemas base platino. [56] Pequeñas moléculas combinadas inhibitorias del receptor de EGFR y VEGF están en desarrollo como el ZD6475, que ha mostrado datos promisorios de supervivencia en estudios de fase II comparado con gefitinib. [57] Pequeñas moléculas inhibitorias multitarget pueden venir a superar agentes monotarget selectivos.

No existen datos disponibles que sugieran una mayor eficacia para gefitinib que para erlotinib. Sin embargo, estos datos sugieren mejor perfil favorable de efectos tóxicos para gefitinib (tabla 6), y junto con un significativo beneficio en supervivencia para no fumadores y pacientes de origen asiático en el estudio ISEL[14] quizás justifique un atractivo estudio de erlotinib versus gefitinib para establecer en cuanto gefitinib es igual de efectivo pero mejor tolerado que erlotinib en pacientes seleccionados.

Además, mejoras en la supervivencia no es el único objetivo del tratamiento paliativo. Una importante cuestión en el manejo de CPNPC avanzado incurable es mantener la calidad de vida al máximo y reducir los síntomas mientras mantenemos al mínimo los efectos secundarios. Dado las limitadas opciones terapéuticas para muchos pacientes con CPNPC, los estudios en curso con gefitinib deberían completarse, el reclutamiento y el análisis, particularmente de los estudios INTEREST[54] y V 15–32[55]. Aunque, actualmente erlotinib tienen un lugar establecido en el manejo de pacientes CPNPC, el desafió real continua respecto al desarrollo de algoritmos clínicos y moleculares para la selección de pacientes quienes puedan beneficiarse mas de esta droga, y para diseñar estudios que evalúen erlotinib como adyuvante o como alternativa a la quimioterapia en la adyuvancia o como primera línea para pacientes con tumores caracterizados por mutación EGFR o alta amplificación de EGFR o ambas.

RECEPTOR DEL FACTOR DE CRECIMIENTO EPIDERMICO Y CANCER

Capitulo 10. *FUTURAS DIRECCIONES Y PROPUESTAS. CONCLUSIONES FINALES.*

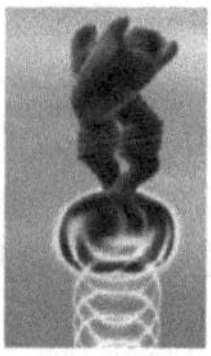

10.1 FUTURAS DIRECCIONES
10.2 PROPUESTAS
10.3 NUEVAS FRONTERAS 2020
10.4 CONCLUSIONES FINALES

Tantas cosas he aprendido de ustedes, los hombres...
he aprendido que todo el mundo quiere vivir en la cima
de la montaña, sin saber que la verdadera felicidad
esta en la forma de subir la escarpada...

Gabriel Garcia Marquez
Paris-2007.

FUTURAS DIRECCIONES Y PROPUESTAS

Las vías de señalización del Factor de Receptor de Crecimiento Epidérmico constituyen un importante mediador de la oncogenesis, proliferación, mantenimiento y sobrevida de las células tumorales. Por esta razón se convirtió en un candidato atractivo como blanco de tratamiento anticancer. Inicialmente dos compuestos dirigidos contra el EGFR han producido un significativo impacto en la comprensión de la biología del cáncer de pulmón no pequeñas células y en las opciones de tratamiento para pacientes que sufren esta enfermedad. Ambos gefitinib y erlotinib, son los paradigmas de la primera generación de inhibidores de tirosin quinasa, y tienen actividad como agentes únicos (monoterapia) contra el cáncer avanzado de pulmón (NSCLC). Además, erlotinib mejora la sobrevida cuando es administrado como terapia de salvataje después de la quimioterapia. El subset de pacientes que se benefician de estos inhibidores de EGFR ha sido parcialmente definido, por características clínicas tales como historia de no fumadores, adenocarcinoma bien diferenciado, y por características moleculares tales como activación somática de mutaciones EGFR y un numero de copias génicas incrementado. Aun así queda aun mucho camino por recorrer hacia una comprensión mas profunda del rol interactivo e integrado de EGFR.

Un punto claro derivado de estudios es que el grado de beneficio clínico, derivado de los inhibidores EGFR-TQ de primera generación, es modesto. La tasa de respuesta de estos agentes en la población general de NSCLC es baja, aproximadamente 10% en USA y 20 % en Asia, implicando que la mayoría de pacientes ya poseen resistencia primaria al tratamiento. Un gran número de investigaciones están focalizadas en la mejor manera de identificar pacientes con una alta chance de beneficiarse de la primera generación de inhibidores EGFR-TQ ya sea por su perfil clínico o molecular. Ya sabemos actualmente que inclusive pacientes que son exquisitamente sensibles al gefitinib y erlotinib en virtud de la mutación somática EGFR finalmente desarrollan resistencia, algunas veces como resultado de una segunda mutación adquirida EGFR, conocida como **T790M**. En muchos casos el mecanismo especifico de resistencia primaria o adquirida a la primera generación de inhibidores EGFR-TQ no ha sido completamente elucidada; sin embargo, los principios generales de vías de transducción de señales paralelas redundantes, activación constitutiva de mediadores rio abajo, trafico de receptores alterado, eflujo celular de la droga aumentado y mutación del blanco o diana terapéutico en si mismo, han sido implicados que contribuyen a los mecanismos de resistencia.

La segunda generación de compuestos inhibidores EFGR-TQ emergieron y se desarrollaron, con una pronta introducción a estudios clínicos tempranos. Estos nuevos agentes son promisorios para el tratamiento de NSCLC y se focalizan en propiedades y características que los tornan superiores a sus precesores de primera generación. Las dos estrategias más empleadas son una introducción covalente: unión irreversible de la droga al target o diana. La primera generación de drogas tales como gefitinib y erlotinib se unen al target, el sitio catalítico en el dominio a través de una unión competitiva clásica con ATP. En contraste, muchos de los compuestos de segunda generación forman uniones covalentes, por lo tanto, permanentes con la diana, los mismos deberían teóricamente incrementar su efectividad por prolongación de la inhibición de las señales de EGFR durante toda la vida del recetor unida a la molécula. En cultivos celulares, tales uniones irreversibles pueden efectivamente matar a las células que han adquirido resistencia a la primera generación de inhibidores EGFR-TQ.

La otra forma común de diseñar la segunda generación de inhibidores EGFR-TQ es inhibiendo múltiples quinasas: "kinase multitargeting". Gefitinib y erlotinib son ambos selectivos para el dominio de EGFR-TQ. Sin embargo, la red de señales que emergen de los receptores de la familia ErbB (de los cuales EGFR es uno de ellos) es muy grande, interconectada, redundante y compleja, con muchas posibles rutas entre los ligandos de la superficie celular y los destinos de las señales dentro del núcleo. Esta diversidad de posibles vías de señales de transducción le permite a la célula tumoral tener una flexibilidad y en el caso de las células cancerosas tratadas con agentes diana anticancer, les confiere la posibilidad de aparición de clones resistentes que hacen "bypass" al receptor inhibido. Bloqueando múltiples vías de transducción de señales ya sea con una combinación de agentes o una molécula única con función multitarget, se ha visto efectos sinérgicos en modelos preclínicos. La segunda generación de EGFR-TQI fueron desarrollados para bloquear además de las señales de EGFR, otros miembros de la familia ErbB, tales como HER2 u otros pathways rio abajo o paralelos tales como VEGFR (Receptor del Factor de Crecimiento Endotelial Vascular).

En la tabla 13 podemos ver un resumen de los inhibidores de segunda generación de EGFR-TQ.

Nuestro Grupo de Investigación, realizò dos protocolos de investigación, combinando Quimioterapia + Elotinib + Avastin en primera línea de tratamiento para pacientes con NSCLC, y otro protocolo combinando Erlotinib + Avastin como tratamiento de segunda línea en pacientes con NSCLC, como una estrategia de terapia multitarget combinada.

De los inhibidores de segunda generación, Zactima: ZD6474, es una molécula monoterapia con actividad multitarget, inhibe la actividad de VEGFR-2 y EGFR. Evaluaciones preclínicas indican que Zactima posee actividad antitumoral, incluso en modelos celulares con resistencia a los inhibidores de primera generación EGFR-TQ. Estudios Fase I y Fase II han mostrado resultados promisorios. Un estudio similar comparando Zactima y Erlotinib esta en curso. Un estudio Fase III randomizado de Docetaxel con Zactima o placebo para pacientes con CPNPC previamente tratados fue completado.

Los resultados de estos y futuros estudios, nos permitirán establecer la utilidad de estos agentes y su rol dentro del armamentario terapéutico en pacientes con CPNPC. Adicionalmente mayores avances en nuestra comprensión de esta compleja red de señales intracelulares y su interacción dentro de las células tumorales pueden ayudarnos y guiarnos en el desarrollo razonado de la tercera generación de agentes anticancer.

Nuevas fronteras para los Inhibidores Tirosin Quinasa del EGFR año 2020.

El cáncer de pulmón tiene la mayor morbilidad y mortalidad por cáncer a nivel mundial. El cáncer de pulmón de células no pequeñas (NSCLC) representa aproximadamente el 85% de los cánceres de pulmón. La tasa de mutación del gen del receptor del factor de crecimiento epidérmico (EGFR) en paises asiaticos es relativamente alta, representa el 32% ~ 38% de todos los NSCLC y es del 15%-20% en paises occidentales. Durante la última década, la aplicación de inhibidores específicos de la tirosina quinasa (TKI) EGFR mejoró significativamente el pronóstico de pacientes con NSCLC con mutaciones sensibles de EGFR. Por lo tanto, la investigación y el desarrollo de EGFR-TKI de tercera generación han entrado en el período de rápido desarrollo[1,2]. La cuarta generación EGFR-TKI que se dirige a EGFR C797S incluso ha comenzado el desarrollo clínico en China.

Lla mutación de deleción del exón 19 EGFR y la mutación del exón 21 exón L858R representan aproximadamente el 90% de todas las mutaciones del gen EGFR, y las mutaciones raras no resistentes a los medicamentos restantes (S768I, G719X y L861Q), mutación de inserción del exón 20 y la suma de las mutaciones del exón 20 T790M (primaria) representa aproximadamente el 10% de las mutaciones del gen EGFR . Después de la primera generación del tratamiento con el inhibidor de la tirosina quinasa EGFR-TKI, aproximadamente el 50% de los pacientes desarrollaron una segunda mutación T790M en el exón 20 , que es el modo más importante de resistencia secundaria en la primera generación de EGFR-TKI .

El cáncer de pulmón sigue siendo un grave problema oncológico en todo el mundo. Todavía se observa el retraso en el diagnóstico y la prevalencia de etapas avanzadas en hasta el 70% de los casos en el momento del diagnóstico. Gracias a las terapias dirigidas y la inmunoterapia, se informa un progreso significativo en el logro de la supervivencia prolongada en algunos pacientes con cáncer de pulmón. Un diagnóstico histopatológico preciso, especialmente el reconocimiento del adenocarcinoma, y un progreso en los métodos de estadificación clínica subyacen a la calificación adecuada de los pacientes para una terapia personalizada. Las características moleculares profundas del cáncer de pulmón en la biopsia líquida, por ejemplo, sangre, líquido de lavado broncoalveolar (BALF), suspensión celular de aspirados con aguja, están actualmente disponibles. Las características moleculares se han ampliado recientemente con aberraciones moleculares de BRAF, KRAS, MET, ERBB2, RET, NTRK junto a las bien conocidas mutaciones EGFR y ALK, reubicación de ROS-1.

Los fármacos de terapia dirigida (Target Therapy) basados en alteraciones moleculares, como los inhibidores de la angiogénesis, los inhibidores del receptor del factor de crecimiento epidérmico (EGFR) y los inhibidores de la linfoma quinasa anaplásica (ALK) son parte importante del tratamiento del NSCLC. Sin embargo, la calidad del material de biopsia y / o citología tumoral disponible a veces no es adecuada para realizar las pruebas moleculares necesarias, lo que ha llevado a la búsqueda de alternativas. La biopsia líquida ofrece oportunidades para detectar mecanismos de resistencia en una etapa temprana.

El descubrimiento de una alteración molecular significativa comenzó en la década de 1980 y fue la mutación de KRAS- 1984, PTEN-1997, BRAF-2002, EGFR, PIK3, HER2-2004, ALK, ROS1, MEK-2007 y más recientemente NTRK [3,4]. La frecuencia de las "mutaciones conductoras" en caucásicos es la siguiente: AKT1 1%, ALK 3–7%, BRAF 1–3%, EGFR 10–30%, FGFR1 20%, HER2 2–5%, KRAS 15–30%, MEK1 1%, NRAS 1%, PIK3CA 1–3%, RET 1%, ROS1 1%[3]. La frecuencia de mutaciones EGFR es mayor en ADC recurrente avanzado que en casos sin tratamiento previo antes del tratamiento (27 vs. 11%). El beneficio de TKI y el valor de la mutación EGFR como marcador predictivo se documentó por primera vez para ADC.

Una terapia dirigida en su sentido completo está dedicada al ADC o en condiciones especiales a los tipos de células no escamosas (pacientes jóvenes que nunca fumaron). La principal anomalía molecular tratable en ADC es la mutación EGFR y la reubicación de ALK. Además, se producen mutaciones activadoras en KRAS, BRAF, ERBB2 y PIK3CA o translocaciones en RET y ROS1[5]. Las células ADC también albergan la disfunción de genes supresores de tumores con TP53, STK11, RB1, NF1, CDKN2A, SMARCA4 y KEAP1[6]. Se utilizan diferentes técnicas para la caracterización profunda del exoma y genoma de ADN en ADC. La secuenciación sensible de siguiente generación (NSG) se aplicó en el estudio de Imielinski et al. mostrando un ejemplo de esfuerzos para describir un "sello distintivo" genético definido por Hanahan y Weinberg[6].

Inmunidad contra el cáncer de pulmón

El éxito de la inmunoterapia con inhibidores de punto de control (ICI) de tumores sólidos como el cáncer de pulmón ha revolucionado nuestra percepción del cáncer y su entorno de desarrollo. El lugar de las ICI se establece en la primera línea de NSCLC avanzado y se está moviendo hacia la terapia neoadyuvante, las terapias combinadas[7] . En el cáncer de pulmón, los inhibidores de PD-1 / PD-L1 mostraron ser superiores[8,9] a la quimioterapia[10] recientemente se demostró un efecto duradero de la terapia de combinación con nivolumab anti-PD-1 y ipilimumab anti-CTLA-4 en cáncer avanzado[10] .En los ensayos clínicos, así como en la vida real, no todos los pacientes se benefician de las ICI y la respuesta al tratamiento es individual. Sin embargo, en algunos pacientes (alrededor del 20%) se logra la supervivencia prolongada (individualmente hasta 7 años) incluso en la enfermedad metastásica. A diferencia de las terapias dirigidas con blanco molecular, no existen marcadores predictivos para la inmunoterapia aparte de la expresión de PD-L1 en las células tumorales. Se observa una mejor respuesta a los bloqueadores de PD-1 en tumores que expresan PD-L1. Sin embargo, esto no es explícito y todavía estamos en el proceso de búsqueda de un biomarcador ideal para la terapia con ICI, parafraseando a Hedge et al. la pregunta es: "El dónde, el cuándo y el cómo del monitoreo inmune para las inmunoterapias contra el cáncer"[11].

Panorama actual

Hemos entrado en una nueva era de tratamiento personalizado para el cáncer de pulmón, que necesita un diagnóstico cuidadoso. Las siguientes condiciones esenciales deben cumplirse antes de la decisión con respecto a la terapia: tipo histológico definido de cáncer, alteración oncogénica, EGFR, expresión de PD-L1 en células tumorales. Sin embargo, los biomarcadores específicos son cruciales para: anticipar la progresión natural del tumor, responder a terapias personalizadas y resistencia al tratamiento, predecir eventos adversos relacionados con el sistema inmune. La participación de un patólogo en el tratamiento de un paciente con cáncer de pulmón resulta esencial. La complejidad de la biología del cáncer de pulmón, aparte de las formas histológicas y clínicas aprobadas, da lugar a planteamientos como una gama de endotipos de cáncer de pulmón. Estos podrían ser: cáncer de pulmón en fumadores, cáncer de pulmón y enfermedades pulmonares crónicas (EPOC, EPI), tumores mutados, tumores inmunoactivos, cáncer dependiente del sexo o la etnia. Todo esto requiere investigación y observación clínica cuidadosa para mejorar el pronóstico general de los pacientes con cáncer de pulmón.

Debido a que las alteraciones genéticas que incluyen mutaciones, sobreexpresión, translocaciones y desregulación de las proteínas quinasas están involucradas en la patogénesis de muchas enfermedades, esta familia de enzimas es actualmente objeto de muchos programas de descubrimiento de fármacos en la industria farmacéutica. La FDA de los EE. UU. Aprobó cuatro antagonistas de la proteína quinasa de molécula pequeña en 2019; Estos incluyen entrectinib, erdafitinib, pexidartinib y fedratinib. Entrectinib se une a TRKA / B / C y ROS1 y se prescribe para el tratamiento de tumores sólidos con proteínas de fusión NTRK y para el cáncer de pulmón de células no pequeñas positivo para ROS1. Erdafitinib inhibe los receptores del factor de crecimiento de fibroblastos 1-4 y se usa en el tratamiento de los cánceres de vejiga urotelial. Pexidartinib es un antagonista de CSF1R que se prescribe para el tratamiento de tumores de células gigantes tenosinoviales. Fedratinib bloquea JAK2 y se usa en el tratamiento de la mielofibrosis. En general, la FDA de EE. UU. Ha aprobado 52 inhibidores de la proteína quinasa de molécula pequeña, casi todos los cuales son eficaces por vía oral con la excepción de temsirolimus (que se administra por vía intravenosa) y netarsudil (una gota para los ojos).

Tras el descubrimiento de aumento de la sensibilidad a erlotinib y gefitinib en cáncer de pulmón que albergan la activación de mutaciones *EGFR* , estos agentes se convirtieron rápidamente en el tratamiento recomendado globalmente para *EGFR* NSCLC mutación positiva basada en un número de estudios de fase III pivotales [12,13]. No es sorprendente que, dada la inestabilidad genómica de los cánceres, los tumores que inicialmente son sensibles a la inhibición del oncogén puedan escapar del control a través de varios mecanismos de resistencia. Esto llevó al desarrollo y la aprobación regulatoria de los inhibidores irreversibles de EGFR de segunda generación afatinib y dacomitinib[14,15] .En el entorno de primera línea, los TKI EGFR de primera y segunda generación condujeron a mejoras significativas tanto en la respuesta objetiva (rango de 65% a 90%) como en la supervivencia libre de progresión (SLP) (rango de 9 a 14.7 meses) en NSCLC que alberga mutaciones activadoras de *EGFR* [16,12,13-18] sin embargo, la resistencia eventualmente se desarrolla en la mayoría de los pacientes [ver artículo de Martinez-Marti *et al.* para una mirada más detallada a los TKI EGFR de primera generación[19].

Los EGFR-TKI de "tercera generación" se desarrollaron específicamente para atacar la mutación *EGFR*T790M como el mecanismo primario de resistencia adquirida a los inhibidores de EGFR de primera y segunda generación

TKI EGFR de tercera generación: dirigidos a la mutación T790M

El desarrollo de los tirosin quinasa EGFR de tercera generación se centró en tres aspectos clave: la inhibición de la actividad de la quinasa específica de isoforma T790M, manteniendo la eficacia contra las mutaciones del exón 19 y 21, y ahorrando la inhibición de WT EGFR[20]. El primer EGFR TKI de tercera generación que se desarrolló fue WZ4002 [20], que no progresó en ensayos clínicos, seguido de rociletinib (CO-1686) [21]y osimertinib (AZD9291)[22,23] Se informa que los tres son inhibidores potentes del EGFR mutante T790M, mientras que exhiben una actividad mínima contra el receptor WT. Una característica común de estos inhibidores es el enlace covalente que forman con el residuo C797 dentro del bolsillo de unión a ATP EGFR [22]. Se han desarrollado múltiples agentes de tercera generación pero, hasta la fecha, el único con aprobación regulatoria es el osimertinib[23].

Conclusiones

Los intentos en curso para identificar y dirigir los mecanismos de resistencia a los inhibidores tirosin quinasa del EGFR en el NSCLC con mutación EGFR positiva han demostrado ser una estrategia exitosa, con resultados de eficacia en el paciente y la calidad de vida. Esto mas recientemente visto en los EGFR-TKI de tercera generación, ejemplificados por osimertinib que ha demostrado una mayor eficacia y menos toxicidad que los agentes de primera y segunda generación. La importante eficacia de Osimertinib en el SNC ha agregado otra modalidad de tratamiento a la radiación para el control del *EGFR* del SNC. En pacientes con NSCLC con mutación positiva, la comunidad oncológica esperan ansiosamente los datos de los ensayos FLAURA y AURA3. La mutación EGFR en NSCLC se está convirtiendo rápidamente, para la mayoría de los pacientes, en una enfermedad crónica y los EGFR- TKI de tercera generación han contribuido significativamente a este fin. Sin embargo, sabemos que, por sí solos, estos agentes no son curativos y que la terapia combinada con otros agentes es el siguiente paso necesario para luchar por un mejor control del cáncer.

Por lo tanto, queda mucho por hacer!

Tabla 13: Primera y Segunda Generación de Inhibidores de EGFR

Nombre de la molécula	Molécula Diana y correspondiente IC_{50}(nM	Tipo de Unión con la diana	Fase Clínica de Desarrollo	*Compañía*
Gefitinib	EGFR, 30-100	**Reversible**	**FDA aprobado, luego restringido**	Aztra Zeneca
Erlotinib	EGFR, 2	**Reversible**	**FDA aprobado para segunda y tercera línea NSCLC**	Genentech
EKB-569	EGFR, 39	**Irreversible**	**FASE II**	Wyeth
HKI-272	EGFR, 90 HER - 2, 60	**Irreversible**	**FASE II**	Wyeth
CI - 1033	EGFR, 0.8 HER - 2, 19 ErbB - 4,7	**Irreversible**	**FASE II**	Pfizer
ZD6474	EGFR, 500 VEGFR - 2,40	**Reversible**	**FASE III**	Aztra Zeneca

a) IC Es la concentración de droga (en nanomolares) necesarios para inhibir la señal del receptor blanco por 50%

El numero más bajo, el número máximo de bloqueadores de la droga en el receptor de señal. Nota que bioquímica IC50 listada Aquí fue determinada usando ligeramente diferentes métodos son por lo tanto no directamente comparables.

b) En Junio del 2005 el etiquetaje para Genitinib fue restringida para pacientes que previamente habían recibido beneficios de ella, o pacientes participando en pruebas clínicas usando Genitinib.

Abreviaturas: FDA, U.S, Administración de Alimentos y Droga, NSCLC, Células no pequeñas Cáncer de pulmón

Tabla 14 :Alteraciones moleculares en subtipos de Cancer de Pulmon No pequeñas celulas, y sus Terapias Blanco[1,5].

Molecular alteration	Gene	Molecular subtypes	Methods of detection	Frequency (%)	Therapy
Mutation	EGFR epidermal growth factor receptor	Exon 19 deletion and exon 21 L858	Direct sequencing, Real-time PCR, NGS	C 12-–27 EA 50–60	Gefitinib, Erlotinib, Afatinib, Osimertinib, Dacomitinib
		Exon 20 T790M		60	Osimertinib
		Exon 20 insertion		2.5	Poziotinib
	KRAS Kirsten rat sarcoma viral oncogene homolog	G12X, G13X		C-32 EA-2	MEK Inhibitors
	BRAF	V600E		2	Dabrafenib, Vemurafenib
	MET	Exon 14 splice mutation		3	Crizotinib, Cabozantinib, Capmatinib
	FGFR3	S249C		5.5	FGFR Inhibitors
	HER2	Exon 20		1	Afatinib, Trastuzumab, Dacomitinib
Translocation	ALK anaplastic lymphoma kinase	EML-4-ALK, TGT-ALK, KIF5B-ALK	FISH, IHC, NGS	5–7	Crizotinib, Ceritinib, Alectinib, Brigatinib, Lorlatinib
	ROS1 c-ros oncogene 1	CD74-ROS1, SLC34A2-ROS1, EXR- ROS1, SDC4-ROS1	FISH, NGS	3.4	Crizotinib, Ceritinib, Lorlatinib
	RET rearranged during transfection	CCDC6-RET, KIF5B-RET		1	Cabozantinib, Vandetanib, Lenvatinib, Alectinib, Ponatinib
	NTRK neurotropic tropomyosin receptor kinase	TPM3-NTRK, CD74-NTRK, MPRIP-NTRK		0.1	Entrectinib, Larotrectinib
	FGFR3 fibroblast growth factor receptor	FGFR3-TACC, BAG4-FGFR1		0.5–2	FGFR Inhibitors
Ampification	MET		IHC, NGS, FISH, real-time PCR	3–5	Crizotinib FGFR Inhibitors
	HER2		FISH, NGS, real-time PCR	13	Afatinib, Trastuzumab

CONCLUSIONES FINALES

La más larga caminata comienza con un paso.
Proverbio Hindú

Después de casi 07 años de experiencia clínica con los inhibidores de la tirosin quinasa del receptor del factor de crecimiento epidérmico al año 2007, y a la fecha mas 20 años de investigación, podemos formular las siguientes conclusiones:

1. EGFR es un excelente blanco terapéutico en cáncer, sobreexpresado de manera importante en un amplio numero de tumores sólidos. En CPNPC la sobreexpresion encontrada es de 60-70 % y se correlaciona con la literatura.

2. La inhibición de la Tirosin Quinasa de EGFR, por pequeñas moléculas: Gefitinib, Erlotinib, han probado ser viables, efectivas y seguras, e interaccionan con la familia HER y otras posibles vías como la angiogenesis.

3. La administración oral de las nuevas terapias blanco, sumado a su excelente perfil de seguridad y tolerancia, lo hacen sumamente atractivas para el tratamiento de pacientes con cáncer de pulmón avanzado o refractario a quimioterapia.

4. El beneficio clínico más importante de estas terapias blanco, consiste en el alivio sintomático, mejora de los síntomas e impacto en calidad de vida de los pacientes con cáncer de pulmón.

5. Nuevos Criterios de Respuesta, Biológicos y Clínicos son necesarios para evaluar estos nuevos enfoques terapéuticos- no quimioterapia, ya que inclusive los pacientes con enfermedad estable, reciben beneficio clínico y sintomático.

6. La Selección apropiada de los pacientes para estas nuevas terapias, resulta crucial en la optimización de resultados, beneficio clínico y relación costo-beneficio.

7. En nuestra experiencia, así como en la literatura internacional, los pacientes femeninos, no fumadores, adenocarcinoma, y origen o etnia asiática de asocian a mayor beneficio de las terapias blanco, sin excluir potenciales beneficios a los otros pacientes.

8. La presencia de rash cutáneo y reacción acneiforme, es el principal factor clínico predictivo-indicador disponible de actividad y posible respuesta al tratamiento con inhibidores de EGFR.

9. Las tasas de Respuestas Objetivas Publicadas: van del 10-30 %, en nuestra experiencia fue de 25 %. La exposición al humo de cocinar con leña, en un subset de la población estudiada, podría estar relacionada a estas mejores tasas de respuesta.

10. Las tasas de Beneficio Clínico son de 40-70 %. (RC+RP+EE)

11. Gefitinib y Erlotinib. Constituyen los paradigmas de los inhibidores de EGFR de primera generación, clínicamente disponibles.

12. Erlotinib, es un inhibidor que ha superado estudios fase III positivos y está aprobado por la FDA para tratamiento de segunda o tercera línea en pacientes con cáncer de pulmón.

13. Nuevas combinaciones asociando Erlotinib y antiangiogenicos, parecen promisorios, validando la hipótesis de multitarget en tumores sólidos. (sofocación tumoral)

14. La sobreexpresion de EGFR, no se correlaciona necesariamente con respuesta o posible beneficio en sobrevida. La hipótesis de Adicción Oncogénica y Dependencia Tumoral no se aplica perfectamente a EGFR y tumores sólidos.

15. Nuevos Biomarcadores (predictores moleculares) de respuesta a estas nuevas terapias est√°n actualmente siendo investigadas:

    EGFR MUTADO
    NUMERO DE COPIAS (FISH)
    PROTEOMICA DE EGFR
    OTROS.

16. Los pacientes que presentan la mutación de EGFR, son sensibles tanto a gefitinib y erlotinib, y la respuesta parece ser no dosis dependiente.

17. La estrategia de Terapia combinada, y Enfoque Multitarget parece ser promisoria.

18. La segunda y tercera generación de inhibidores EGFR-TQ emergieron, y se encuentran en estudios clínicos.

19. Los nuevos agentes con unión covalente, uniones permanentes a la diana terapéutica están bajo intensa investigación.

20. Futuras evaluaciones y una mayor y mejor comprensión de la compleja red de señales y su interacción dinámica dentro de las células tumorales, nos permitirá una optima aplicación de estos nuevos agentes y superar los múltiples mecanismos de resistencia, que por ahora son la principal causa del fracaso terapéutico en pacientes con cancer.

Las mejores tareas son las finalizadas

Anónimo.

Declaración de Conflictos de Interés:

El autor señala no existe Posibles Conflictos de Interés, ni vinculación alguna, relacionada con el trabajo de investigación.

Mencion especial al Excelente Grupo de Trabajo en Acapulco, Amigos y Colegas: Co-Investigadores, Study Coordinator, Data Manager, Comité de Etica e Investigación, y demas colaboradores a Todos ellos va mi reconocimiento y gratitud.

Agradecimientos Especiales - Instituciones Colaboradoras:

Torre Medica Cristobal Colon
Servicio de Patologia.
Torre Medica Cristobal Colon
Grupo Oncologico Acapulco.
Facultad de Medicina – Universidad Autonoma de Guerrero.

Servicio de Patologia.
Hospital Vicente Guerrero.
Instituto Mexicano del Seguro Social. Acapulco.
Facultad de Medicina-Universidad Autonoma de Guerrero.

Servicio de Oncologia.
Hospital Regional del ISSTTE
Acapulco-Mexico.

Laboratório de Oncologia Molecular
Hospital de Oncologia Centro Medico Nacional Siglo XXI
Instituto Mexicano del Seguro Social. Ciudad de Mexico
Facultad de Medicina-Universidad Nacional Autonoma de México.

Departamento de Oncologia Medica. Servicio Câncer de Pulmon.
Instituto Nacional de Cancerologia
Ciudad de México.

Laboratório de Patologia
Dr. Roberto Castelletto.
Facultad de Ciencias Medicas-Universidad Nacional de La Plata.

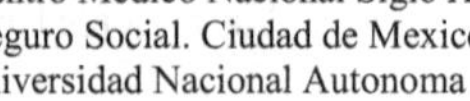

REFERENCIAS CAPITULO 1

1. Barritt, G. J. *Communication within Animal Cells*. Oxford Science Publications 1992. (Oxford, Eng.).
2. Schindler, C., and J. E. Darnell, Jr. Transcriptional responses to polypeptide ligands: the JAK-STAT pathway. *Annu. Rev. Biochem.* 1995.**64:** 621–651.
3. Lodis, Berk Zipursky, Matsudaira, Baltimore and Darnel: Cell-to-Cell Signaling: Hormones and Receptors. Molecular Cell Biology fourth edition WH Freeman, 2000: Chapter 20.
4. Verheul HM, Pinedo HM.: The Role of Vascular Endothelial Growth Factor (VEGF) in Tumor Angiogenesis and Early Clinical Development of VEGF-Receptor Kinase Inhibitors. Department of Medical Oncology, VU Medical Center, Amsterdam, The Netherlands. Clin Breast Cancer 2000 Sep;1 Suppl 1:S80-4
5. De La Cruz JA: *New Horizons in Oncology: Ant Angiogenesis.* Revista de Cancerología, Sociedad de Cancerología de La Plata, Año 6 Nº 12:9-16; Noviembre 2001.
6. Thiery JP.: Role of growth factor signaling in epithelial cell plasticity during development and in carcinogenesis. Bull Acad Natl Med 2001;185(7):1279-92; discussion 1293-4
7. Pessin JE, Okada S.: Insulin and EGF receptors integrate the Ras and Rap signaling pathways. Department of Physiology and Biophysics, The University of Iowa, Iowa City 52242-1109, USA. Endocr J 1999 Mar;46 Suppl:S11-6.
8. Noonberg SB, Benz CC. Tyrosine kinase inhibitors targeted to the epidermal growth factor receptor subfamily: role as anti-cancer agents. Drugs 2000; 59: 753–767. [Medline]
9. Salomon DS, Bradt R, Ciardiello F, Normanno N. Epidermal growth factor-related peptides and their receptors in human malignancies. Critical Rev Oncol/Hematol 1995; 19: 183–232. [Medline]
10. Moghal N, Sternberg PW. Multiple positive and negative regulators of signaling by the EGF-receptor. Curr Opin Cell Biol 1999; 11: 190–196. [Medline]
11. Wells A. Molecules in focus: EGF receptor. Int J Biochem Cell Biol 1999; 31: 637–643. [Medline]
12. Okamoto S, Oka T. Evidence for physiological function of epidermal growth factor: pregestational sialoadenectomy of mice decreases milk production and increases offspring mortality during lactation period. Proc Natl Acad Sci USA 1984 81: 6059–6063. [Medline]
13. Chow NH, Liu HS, Lee EI, Chang CJ, Chan SH, et al. Significance of urinary epidermal growth factor and its receptor expression in human bladder cancer. Anticancer Res 1997; 17: 1293-1296.
14. Bonner JA, Raisch KP, Trummell HQ, Robert F, Meredith RF, et al. Enhanced apoptosis with combination C225/radiation treatment serves as the impetus for clinical investigation in head and neck cancers. J Clin Oncol 2000; 18: 47S-53S.

15. Bruns CJ, Solorzano CC, Harbison MT, Ozawa S, Tsan R, et al. Blockade of the epidermal growth factor receptor signaling by a novel tyrosine kinase inhibitor leads to apoptosis of endothelial cells and therapy of human pancreatic carcinoma. Cancer Res 2000; 60: 2926-2935.
16. Bruns CJ, Harbison MT, Davis DW, Portera CA, Tsan R, et al. Epidermal growth factor receptor blockade with C225 plus gemcitabine results in regression of human pancreatic carcinoma growing orthotopically in nude mice by antiangiogenic mechanisms. Clin Cancer Res 2000; 6: 1936-1948.
17. Casamassimi A, De Luca A, Agrawal S, Stromberg K, Salomon DS, et al. EGF-related antisense oligonucleotides inhibit the proliferation of human ovarian carcinoma cells. Ann Oncol 2000; 11: 319-325.
18. Damstrup L, Rude Voldborg B, Spang-Thomsen M, Brunner N, Skovgaard Poulsen H. In vitro invasion of small-cell lung cancer cell lines correlates with expression of epidermal growth factor receptor. Br J Cancer 1998; 78: 631-640.
19. Klapper LN, Kirschbaum MH, Sela M ,Yarden Y. Biochemical and clinical implications of the ErbB/HER signaling network of growth factor receptors. Adv Cancer Res 2000; 77: 25-79.
20. Katz ME, McCormick F. Signal transduction from multiple Ras effectors. Curr Opin Genet Dev 1997 Feb;7(1):75-9
21. Harris AL, Nicholson S, Sainsbury R et al. Epidermal growth factor receptor and other oncogenes as prognostic markers. J Natl Cancer Inst Monogr 1992; 11: 181–187. [Medline]
22. Nicholson RI, Gee JM, Harper ME. EGFR and cancer prognosis. Eur J Cancer 2001; 37 Suppl 4: S9-15.
23. Iihara K, Shiozaki H, Tahara H, Kobayashi K, Inoue M, et al. Prognostic significance of transforming growth factor-alpha in human esophageal carcinoma. Implication for the autocrine proliferation. Cancer 1993; 71: 2902-2909.
24. Salomon DS, Bradt R, Ciardiello F, Normanno N. Epidermal growth factor-related peptides and their receptors in human malignancies. Critical Rev Oncol/Hematol 1995; 19: 183–232. [Medline]
25. Messa C, Russo F, Caruso MG, Di Leo A. EGF, TGF-alpha, and EGF-R in human colorectal adenocarcinoma. Acta Oncol 1998; 37: 285-289.
26. Rusch V, Klimstra D, Venkatraman E, Pisters PW, Langenfeld J, et al. Overexpression of the epidermal growth factor receptor and its ligand transforming growth factor alpha is frequent in resectable non-small cell lung cancer but does not predict tumor progression. Clin Cancer Res 1997; 3: 515-522.
27. Uegaki K, Nio Y, Inoue Y, Minari Y, Sato Y, et al. Clinicopathological significance of epidermal growth factor and its receptor in human pancreatic cancer. Anticancer Res 1997; 17: 3841-3847.
28. Fischer-Colbrie J, Witt A, Heinzl H, Speiser P et al. EGFR and steroid receptors in ovarian carcinoma: comparison with prognostic parameters and outcome of patients. Anticancer Res 1997; 17: 613–619. [Medline]

29. Chow NH, Liu HS, Lee EI, Chang CJ, Chan SH, et al. Significance of urinary epidermal growth factor and its receptor expression in human bladder cancer. Anticancer Res 1997; 17: 1293-1296.
30. Nicholson RI, Gee JM, Harper ME. EGFR and cancer prognosis. Eur J Cancer 2001; 37 Suppl 4: S9-15.
31. Poon T, Chan A, To K, Teo P, Chan M, et al. Expression and prognostic significance of epidermal growth factor receptor and HER2 expression in nasopharyngeal carcinoma. Proc Am Soc Clin Oncol 2001; 20: 229a, abstract 913.
32. Magne N, Pivot X, Bensadoun R, Guardiola E, Poissonnet G, et al. Concomitant radio-chemotherapy in unresectable squamous cell carcinoma, of the pharynx: Prognostic significance of tumoral epidermal growth factor receptor (EGFR) levels. Proc Am Soc Clin Oncol 2001; 20: 229a, abstract 914.
33. Gee J, Hutcheson I, Knowlden J, Barrow D, Harper M, et al. The EGFR-selective tyrosine kinase inhibiotr ZD 1839 (Iressa) is an effective inhibitor of tamoxifen-resistant breast cancer growth. Proc Am Soc Clin Oncol 2001; 20: 71a, abstract 282.
34. Schmidt-Ullrich RK, Valerie K, Fogleman PB, Walters, J. Radiation-induced autophosphorylation of epidermal growth factor receptor in human malignant mammary and squamous epithelial cells. Radiat Res 1996; 145: 81-85.
35. Ciardiello F, Bianco R, Damiano V, et al. Antitumor activity of sequential treatment with topotecan and anti-epidermal growth factor receptor monoclonal antibody C225. Clin Cancer Res 1999; 5: 909–916. [Medline]
36. Ciardiello F, Caputo R, Bianco R, Damiano V, Pomatico G, et al. Antitumor effect and potentiation of cytotoxic drugs activity in human cancer cells by ZD-1839 (Iressa), an epidermal growth factor receptor- selective tyrosine kinase inhibitor. Clin Cancer Res 2000; 6: 2053-2063.
37. Huang SM, Bock JM, Harari PM. Epidermal growth factor receptor blockade with C225 modulates proliferation, apoptosis, and radiosensitivity in squamous cell carcinomas of the head and neck. Cancer Res 1999; 59: 1935–1940. [Medline]
38. Ciardiello F, Caputo R, Troiani T, Borriello G, Kandimalla ER, et al. Antisense oligonucleotides targeting the epidermal growth factor receptor inhibit proliferation, induce apoptosis, and cooperate with cytotoxic drugs in human cancer cell lines. Int J Cancer 2001; 93: 172-178.
39. Huang SM, Harari PM. Epidermal growth factor receptor inhibition in cancer therapy: biology, rationale and preliminary clinical results. Invest New Drugs 1999a; 17: 259–269. [Medline]

REFERENCIAS CAPITULO 2

1. Rowinsky EK. The pursuit of optimal outcomes in cancer therapy in a new age of rationally designed target-based anticancer agents. Drugs 2000;60(suppl 1):1–14.[CrossRef]
2. Hanahan D, Weinberg RA. The hallmarks of cancer. Cell 2000;100:57–70.[CrossRef][Medline]
3. Ciardiello F, Tortora G. A novel approach in the treatment of cancer: targeting the epidermal growth factor receptor. Clin Cancer Res 2001;7:2958–2970.[Abstract/Free Full Text]
4. Baselga J. New technologies in epidermal growth factor receptor-targeted cancer therapy. Signal 2000;1:12–21.
5. Goel S, Mani S, Perez-Soler R. Tyrosine kinase inhibitors: a clinical perspective. Curr Oncol Rep 2002;4:9–19.[Medline]
6. Raymond E, Faivre S, Armand JP. Epidermal growth factor receptor tyrosine kinase as a target for anticancer therapy. Drugs 2000;60(suppl 1):15–23.[CrossRef][Medline]
7. Sako Y, Minoghchi S, Yanagida T. Single-molecule imaging of EGFR signalling on the surface of living cells. Nat Cell Biol 2000;2:168–172.[CrossRef][Medline]
8. Alroy I, Yarden Y. The ErbB signaling network in embryogenesis and oncogenesis: signal diversification through combinatorial ligand-receptor interactions. FEBS Lett 1997;410:83–86.[CrossRef][Medline]
9. Riese 2nd DJ, Stern DF. Specificity within the EGF family/ErbB receptor family signaling network. Bioessays 1998;20:41–48.[CrossRef][Medline]
10. Chen WS, Lazar CS, Poenie M et al. Requirement for intrinsic protein tyrosine kinase in the immediate and late actions of the EGF receptor. Nature 1987;328:820–823.[CrossRef][Medline]
11. Burgering BM, Coffer PJ. Protein kinase B (c-Akt) in phosphatidylinositol-3-OH kinase signal transduction. Nature 1995;376:599–602.[CrossRef][Medline]
12. Muthuswamy SK, Gilman M, Brugge JS. Controlled dimerization of ErbB receptors provides evidence for differential signaling by homo- and heterodimers. Mol Cell Biol 1999;19:6845–6857.[Abstract/Free Full Text]
13. Chan TO, Rittenhouse SE, Tsichlis PN. AKT/PKB and other D3 phosphoinositide-regulated kinases: kinase activation by phosphoinositide-dependent phosphorylation. Annu Rev Biochem 1999;68:965–1014.[CrossRef][Medline]
14. Datta SR, Dudek H, Tao X et al. Akt phosphorylation of BAD couples survival signals to the cell-intrinsic death machinery. Cell 1997;91:231–241.[CrossRef][Medline]
15. Cardone MH, Roy N, Stennicke HR et al. Regulation of cell death protease caspase-9 by phosphorylation. Science 1998;282:1318–1321.[Abstract/Free Full Text]
16. Moghal N, Sternberg PW. Multiple positive and negative regulators of signaling by the EGF-receptor. Curr Opin Cell Biol 1999;11:190–196.[CrossRef][Medline]

17. Wells A. The epidermal growth factor receptor (EGFR)—a new target in cancer therapy. Signal 2000;1:4–11.
18. Woodburn JR. The epidermal growth factor receptor and its inhibition in cancer therapy. Pharmacol Ther 1999;82:241–250.[CrossRef][Medline]
19. Brabender J, Danenberg KD, Metzger R et al. Epidermal growth factor receptor and HER2-neu mRNA expression in non-small cell lung cancer is correlated with survival. Clin Cancer Res 2001;7:1850–1855.[Abstract/Free Full Text]
20. Meyers MB, Shen WP, Spengler BA et al. Increased epidermal growth factor receptor in multidrug-resistant human neuroblastoma cells. J Cell Biochem 1988;38:87–97.[CrossRef][Medline]
21. Wosikowski K, Schuurhuis D, Kops GJ et al. Altered gene expression in drug-resistant human breast cancer cells. Clin Cancer Res 1997;3:2405–2414.[Abstract]
22. Salomon DS, Brandt R, Ciardiello F et al. Epidermal growth factor-related peptides and their receptors in human malignancies. Crit Rev Oncol Hematol 1995;19:183–232.[CrossRef][Medline]
23. Arteaga C. Epidermal growth factor receptor dependence in human tumors: more than just expression? *The Oncologist* 2002:7(suppl 4):31–39.[Abstract/Free Full Text]
24. Noonberg SB, Benz CC. Tyrosine kinase inhibitors targeted to the epidermal growth factor receptor subfamily: role as anticancer agents. Drugs 2000;59:753–767.[CrossRef][Medline]
25. Schmidt M, Reiser P, Hills D et al. Expression of an oncogenic mutant EGF receptor markedly increases the sensitivity of cells to an EGF-receptor-specific antibody-toxin. Int J Cancer 1998;75:878–884.[CrossRef][Medline]
26. Schmidt M, Maurer-Gebhard M, Groner B et al. Suppression of metastasis formation by a recombinant single chain antibody-toxin targeted to full-length and oncogenic variant EGF receptors. Oncogene 1999;18:1711–1721.[CrossRef][Medline]

REFERENCIAS CAPITULO 4

1. Schmidt M, Reiser P, Hills D et al. Expression of an oncogenic mutant EGF receptor markedly increases the sensitivity of cells to an EGF-receptor-specific antibody-toxin. Int J Cancer 1998;75:878–884.[CrossRef][Medline] .
2 Schmidt M, Maurer-Gebhard M, Groner B et al. Suppression of metastasis formation by a recombinant single chain antibody-toxin targeted to full-length and oncogenic variant EGF receptors. Oncogene 1999;18:1711–1721.[CrossRef][Medline]
4 Gonzalez G, Crombet T, Catala M et al. A novel cancer vaccine composed of human-recombinant epidermal growth factor linked to a carrier protein: report of a pilot clinical trial. Ann Oncol 1998;9:431–435.[Abstract/Free Full Text]
5 Mendelsohn J, Baselga J. The EGF receptor family as targets for cancer therapy. Oncogene 2000;19:6550–6565.[CrossRef][Medline]
6 Peng D, Fan Z, Lu Y et al. Anti-epidermal growth factor receptor monoclonal antibody 225 up-regulates $p27^{KIP1}$ and induces G_1 arrest in prostatic cancer cell line DU145. Cancer Res 1996;56:3666–3669.[Medline]
7 Wu X, Fan Z, Masui H et al. Apoptosis induced by an anti-epidermal growth factor receptor monoclonal antibody in a human colorectal carcinoma cell line and its delay by insulin. J Clin Invest 1995;95:1897–1905.[Medline]
8 Petit AM, Rak J, Hung MC et al. Neutralizing antibodies against epidermal growth factor and ErbB-2/neu receptor tyrosine kinases down-regulate vascular endothelial growth factor production by tumor cells in vitro and in vivo: angiogenic implications for signal transduction therapy of solid tumors. Am J Pathol 1997;151:1523–1530.[Abstract]
9 Perrotte P, Matsumoto T, Inoue K et al. Anti-epidermal growth factor receptor antibody C225 inhibits angiogenesis in human transitional cell carcinoma growing orthotopically in nude mice. Clin Cancer Res 1999;5:257–265.[Abstract/Free Full Text]
10 Ciardiello F, Caputo R, Bianco R et al. Inhibition of growth factor production and angiogenesis in human cancer cells by ZD1839 (Iressa), a selective epidermal growth factor receptor tyrosine kinase inhibitor. Clin Cancer Res 2001;7:1459–1465.[Abstract/Free Full Text]
11 Mandal M, Adam L, Wang R-A et al. Inhibition of p21-activated kinase 1, directional cell motility and invasion of growth-factor-activated human cancer cells by the selective epidermal growth factor receptor tyrosine kinase inhibitor (EGFR-TKI) ZD1839 ('Iressa'). Proc Am Assoc Cancer Res 2002;43:A786.
12 Ciardiello F, Caputo R, Bianco R et al. Antitumor effect and potentiation of cytotoxic drugs activity in human cancer cells by ZD-1839 (Iressa), an epidermal growth factor receptor-selective tyrosine kinase inhibitor. Clin Cancer Res 2000;6:2053–2063.[Abstract/Free Full Text]
13 Sirotnak F, Zakowski MF, Miller VA et al. Potentiation of cytotoxic agents against human tumors in mice by ZD1839 ('Iressa'), an inhibitor of EGFR tyrosine kinase,

does not require high levels of expression of EGFR. Proc Am Assoc Cancer Res 2000;41:482a.43

14 Woodburn J, Kendrew J, Fennell M et al. ZD1839 ('Iressa') a selective epidermal growth factor receptor tyrosine kinase inhibitor (EGFR-TKI): inhibition of c-fos mRNA an intermediate marker of EGFR activation, correlates with tumor growth inhibition. Proc Am Assoc Cancer Res 2000;41:402a.

15 Baselga J, Norton L, Masui H et al. Antitumor effects of doxorubicin in combination with anti-epidermal growth factor receptor monoclonal antibodies. J Natl Cancer Inst 1993;85:1327–1333.[Abstract/Free Full Text]

16 Ciardiello F, Bianco R, Damiano V et al. Antitumor activity of sequential treatment with topotecan and anti-epidermal growth factor receptor monoclonal antibody C225. Clin Cancer Res 1999;5:909–916.[Abstract/Free Full Text]

17 Kim ES, Khuri FR, Herbst RS. Epidermal growth factor receptor biology (IMC-C225). Curr Opin Oncol 2001;13:506–513.[CrossRef][Medline]

18 Huang SM, Harari PM. Modulation of radiation response after epidermal growth factor receptor blockade in squamous cell carcinomas: inhibition of damage repair, cell cycle kinetics, and tumor angiogenesis. Clin Cancer Res 2000;6:2166–2174.[Abstract/Free Full Text]

19 Carpenter M, Buchsbaum DJ. Statistical growth curve modeling of tumors treated with ERBITUX™ (IMC-C225) anti-EGFR antibody, gemcitabine, and radiation. Proc Am Assoc Cancer Res 2002;43:A2386.

20 Raben D, Helfrich BA, Chan D et al. ZD1839, a selective epidermal growth factor receptor tyrosine kinase inhibitor, alone and in combination with radiation and chemotherapy as a new therapeutic strategy in non-small cell lung cancer. Semin Oncol 2002;29(suppl 4):37–46.[CrossRef][Medline]

21 Ciardiello F, Caputo R, Damiano V et al. Potentiation of cytotoxic drug activity in human cancer cells by ZD1839 ('Iressa') an EGFR-selective tyrosine kinase inhibitor. Proc Am Assoc Cancer Res 2000;41:11a.

22 Seidman A, Hudis C, Pierri MK et al. Cardiac dysfunction in the trastuzumab clinical trials experience. J Clin Oncol 2002;20:1215–1221.[Abstract/Free Full Text]

23 lichenmyer WJ, Fry DW. Anticancer therapy targeting the erbB family of receptor tyrosine kinases. Semin Oncol 2001;28(suppl 16):67–79.

24 Burtness BA, Li Y, Flood W et al. Phase III trial comparing cisplatin (C) + placebo (P) to C + anti-epidermal growth factor antibody (EGF-R) C225 in patients (pts) with metastatic/recurrent head & neck cancer (HNC). Proc Am Soc Clin Oncol 2002;21:226a.

25 Saltz L, Meropol NJ, Loehrer PJ et al. Single agent IMC-225 (Erbitux™) has activity in CPT-11-refractory colorectal cancer (CRC) that expresses the epidermal growth factor receptor (EGFR). Proc Am Soc Clin Oncol 2002;21:127a.

26 Kies MS, Arquette MA, Nabell L et al. Final report of the efficacy and safety of the anti-epidermal growth factor antibody Erbitux (IMC-C225), in combination with cisplatin in patients with recurrent squamous cell carcinoma of the head and neck (SCCHN) refractory to cisplatin containing chemotherapy. Proc Am Soc Clin Oncol 2002;21:232a.

27 Baselga J, Trigo JM, Bourhis J et al. Cetuximab (C225) plus cisplatin/carboplatin is active in patients (pts) with recurrent/metastatic squamous cell carcinoma of the head and neck (SCCHN) progressing on a same dose and schedule platinum-based regimen. Proc Am Soc Clin Oncol 2002;21:226a.

28 Rosenberg AH, Loehrer PJ, Needle MN et al. Erbitux (IMC-C225) plus weekly irinotecan (CPT-11), fluorouracil (5FU), and leucovorin (LV) in colorectal cancer (CRC) that expresses the epidermal growth factor receptor (EGFR). Proc Am Soc Clin Oncol 2002;21:135a.

29 Tewes M, Schleucher N, Dirsch O et al. Results of a phase I trial of the humanized antiepidermal growth factor receptor (EGFR) monoclonal antibody EMD 72000 in patients with EGFR-expressing solid tumors. Proc Am Soc Clin Oncol 2002;21:95a.

30 Herbst RS. ZD1839 (Iressa^{TM}) in non-small-cell lung cancer. *The Oncologist* 2002;7(suppl 4):9–15.[Abstract/Free Full Text]

31 Natale RB. ZD1839 (Iressa^{TM}): what's in it for the patient? *The Oncologist* 2002;7(suppl 4):25–30.[Abstract/Free Full Text]

32 Ranson M. ZD1839 (Iressa^{TM}): for more than just non-small-cell lung cancer. *The Oncologist* 2002;7(suppl 4):16–24.[Abstract/Free Full Text]

33 Cohen EEW, Rosen F, Dekker A et al. Phase II study of ZD1839 ('Iressa') in recurrent or metastatic squamous cell carcinoma of the head and neck (SCCHN). Proc Am Soc Clin Oncol 2002;21:225a.

34 Kris MG, Natale RB, Herbst RS et al. A phase II trial of ZD1839 ('Iressa') in advanced non-small cell lung cancer (NSCLC) patients who had failed platinum- and docetaxel-based regimens (IDEAL 2). Proc Am Soc Clin Oncol 2002;21:292a.

35 Fukuoka M, Yano S, Giaccone G et al. Final results from a phase II trial of ZD1839 ('Iressa') for patients with advanced non-small-cell lung cancer (IDEAL 1). Proc Am Soc Clin Oncol 2002;21:298a.

36 Braun AH, Dirsch O, Hilger R-A et al. Preclinical evaluation of the combination of epidermal growth factor inhibitor ZD1839 (Iressa) and irinotecan (SN-38) in human colon cancer cells. Proc Am Soc Clin Oncol 2002;21:83a.

37 Cho CD, Fisher GA, Halsey JZ et al. A phase I study of ZD1839 (Iressa) in combination with oxaliplatin, 5-fluorouracil (5-FU) and leucovorin (LV) in advanced solid malignancies. Proc Am Soc Clin Oncol 2002;21:10a.

38 Perez-Soler R, Chachoua A, Huberman M et al. A phase II trial of the epidermal growth factor receptor (EGFR) tyrosine kinase inhibitor OSI-774 following platinum-based chemotherapy, in patients (pts) with advanced, EGFR-expressing, non-small cell lung cancer (NSCLC). Proc Am Soc Clin Oncol 2001;20:310a.

39 Senzer NN, Soulieres D, Siu L et al. Phase 2 evaluation of OSI-774, a potent oral antagonist of the EGFR-TK in patients with advanced squamous cell carcinoma of the head and neck. Proc Am Soc Clin Oncol 2001;20:2a.

40 Finkler N, Gordon A, Crozier M et al. Phase 2 evaluation of OSI-774, a potent oral antagonist of the EGFR-TK in patients with advanced ovarian carcinoma. Proc Am Soc Clin Oncol 2001;20:208a.

41 Forouzesh B, Hidalgo M, Takimoto C et al. Phase I, pharmacokinetic (PK), and biological studies of the epidermal growth factor-tyrosine kinase (EGFR-TK)

inhibitor OSI-774 in combination with docetaxel. Proc Am Soc Clin Oncol 2002;21:21a.

42 Forero L, Patnaik A, Hammond LA et al. Phase I, pharmacokinetic (PK) and biologic study of OSI-774, a selective epidermal growth factor receptor (EGFR) tyrosine kinase (TK) inhibitor in combination with paclitaxel and carboplatin. Proc Am Soc Clin Oncol 2002;21:25b.

43 Ratain MJ, George CM, Janisch L et al. Phase I trial of erlotinib (OSI-774) in combination with gemcitabine (G) and cisplatin (P) in patients with advanced solid tumors. Proc Am Soc Clin Oncol 2002;21:76b.

REFERENCIAS CAPITULO 5

1. Schottenfeld D. Lung cancer: principles and practice In: HI Pass JM, Johnson DH, Turrisi AT, Minna JD, eds. Etiology and epidemiology of lung cancer. Philadelphia: Lippincott Williams and Wilkins, 2000: 367-397.
2. Blackhall FH, Shepherd FA, Albain KS. Improving survival and reducing toxicity with chemotherapy in advanced non-small-cell lung cancer: a realistic goal?. *Treat Respir Med* 2005; 4: 71-84. MEDLINE | CrossRef
3. Hanna N, Shepherd FA, Fossella FV, et al. Randomized phase III trial of pemetrexed versus docetaxel in patients with non-small-cell lung cancer previously treated with chemotherapy. *J Clin Oncol* 2004; 22: 1589-1597. MEDLINE | CrossRef
4. Massarelli E, Andre F, Liu DD, et al. A retrospective analysis of the outcome of patients who have received two prior chemotherapy regimens including platinum and docetaxel for recurrent non-small-cell lung cancer. *Lung Cancer* 2003; 39: 55-61. MEDLINE | CrossRef
5. Mendelsohn J, Baselga J. The EGF receptor family as targets for cancer therapy. *Oncogene* 2000; 19: 6550-6565. MEDLINE | CrossRef
6. Cappuzzo F, Hirsch FR, Rossi E, et al. Epidermal growth factor receptor gene and protein and gefitinib sensitivity in non-small-cell lung cancer. *J Natl Cancer Inst* 2005; 97: 643-655.
7. Shigematsu H, Gazdar AF. Somatic mutations of epidermal growth factor receptor signaling pathway in lung cancers. *Int J Cancer* 2006; 118: 257-262. MEDLINE | CrossRef
8. Sridhar SS, Seymour L, Shepherd FA. Inhibitors of epidermal-growth-factor receptors: a review of clinical research with a focus on non-small-cell lung cancer. *Lancet Oncol* 2003; 4: 397-406. Abstract | Full Text | Full-Text PDF (233 KB) | MEDLINE | CrossRef
9. Ranson M. Epidermal growth factor receptor tyrosine kinase inhibitors. *Br J Cancer* 2004; 90: 2250-2255. MEDLINE
10. Fukuoka M, Yano S, Giaccone G, et al. Multi-institutional randomized phase II trial of gefitinib for previously treated patients with advanced non-small-cell lung cancer (The IDEAL 1 trial) [corrected]. *J Clin Oncol* 2003; 21: 2237-2246. MEDLINE | CrossRef
11. Kris MG, Natale RB, Herbst RS, et al. Efficacy of gefitinib, an inhibitor of the epidermal growth factor receptor tyrosine kinase, in symptomatic patients with non-small cell lung cancer: a randomized trial. *JAMA* 2003; 290: 2149-2158. CrossRef
12. Shepherd FA, Rodrigues Pereira J, Ciuleanu T, et al. Erlotinib in previously treated non-small-cell lung cancer. *N Engl J Med* 2005; 353: 123-132. CrossRef
13. Perez-Soler R, Chachoua A, Hammond LA, et al. Determinants of tumor response and survival with erlotinib in patients with non-small-cell lung cancer. *J Clin Oncol* 2004; 22: 3238-3247. MEDLINE | CrossRef

14. Thatcher N, Chang A, Parikh P, et al. Gefitinib plus best supportive care in previously treated patients with refractory advanced non-small-cell lung cancer: results from a randomised, placebo-controlled, multicentre study (Iressa Survival Evaluation in Lung Cancer). *Lancet* 2005; 366: 1527-1537. Abstract | Full Text | Full-Text PDF (158 KB) | CrossRef
15. Baselga J, Rischin D, Ranson M, et al. Phase I safety, pharmacokinetic, and pharmacodynamic trial of ZD1839, a selective oral epidermal growth factor receptor tyrosine kinase inhibitor, in patients with five selected solid tumor types. *J Clin Oncol* 2002; 20: 4292-4302. MEDLINE | CrossRef
16. Goss G, Hirte H, Miller WH Jr, et al. A phase I study of oral ZD 1839 given daily in patients with solid tumors: IND.122, a study of the investigational new drug program of the National Cancer Institute of Canada Clinical Trials Group. *Invest New Drugs* 2005; 23: 147-155. MEDLINE | CrossRef
17. Herbst RS, Maddox AM, Rothenberg ML, et al. Selective oral epidermal growth factor receptor tyrosine kinase inhibitor ZD1839 is generally well-tolerated and has activity in non-small-cell lung cancer and other solid tumors: results of a phase I trial. *J Clin Oncol* 2002; 20: 3815-3825. MEDLINE | CrossRef
18. Nakagawa K, Tamura T, Negoro S, et al. Phase I pharmacokinetic trial of the selective oral epidermal growth factor receptor tyrosine kinase inhibitor gefitinib ('Iressa', ZD1839) in Japanese patients with solid malignant tumors. *Ann Oncol* 2003; 14: 922-930. MEDLINE | CrossRef
19. Ranson M, Hammond LA, Ferry D, et al. ZD1839, a selective oral epidermal growth factor receptor-tyrosine kinase inhibitor, is well tolerated and active in patients with solid, malignant tumors: results of a phase I trial. *J Clin Oncol* 2002; 20: 2240-2250. MEDLINE | CrossRef
20. Albanell J, Rojo F, Averbuch S, et al. Pharmacodynamic studies of the epidermal growth factor receptor inhibitor ZD1839 in skin from cancer patients: histopathologic and molecular consequences of receptor inhibition. *J Clin Oncol* 2002; 20: 110-124. MEDLINE | CrossRef
21. Wolf M, Swaisland H, Averbuch S. Development of the novel biologically targeted anticancer agent gefitinib: determining the optimum dose for clinical efficacy. *Clin Cancer Res* 2004; 10: 4607-4613. MEDLINE | CrossRef
22. Cella D, Herbst RS, Lynch TJ, et al. Clinically meaningful improvement in symptoms and quality of life for patients with non-small-cell lung cancer receiving gefitinib in a randomized controlled trial. *J Clin Oncol* 2005; 23: 2946-2954. MEDLINE | CrossRef
23. Shepherd FA, Dancey J, Ramlau R, et al. Prospective randomized trial of docetaxel versus best supportive care in patients with non-small-cell lung cancer previously treated with platinum-based chemotherapy. *J Clin Oncol* 2000; 18: 2095-2103. MEDLINE
24. Giaccone G, Herbst RS, Manegold C, et al. Gefitinib in combination with gemcitabine and cisplatin in advanced non-small-cell lung cancer: a phase III trial—INTACT 1. *J Clin Oncol* 2004; 22: 777-784. MEDLINE | CrossRef

25. Herbst RS, Giaccone G, Schiller JH, et al. Gefitinib in combination with paclitaxel and carboplatin in advanced non-small-cell lung cancer: a phase III trial—INTACT 2. *J Clin Oncol* 2004; 22: 785-794. MEDLINE | CrossRef
26. Herbst RS, Prager D, Hermann R, et al. TRIBUTE: a phase III trial of erlotinib hydrochloride (OSI-774) combined with carboplatin and paclitaxel chemotherapy in advanced non-small-cell lung cancer. *J Clin Oncol* 2005; 23: 5892-5899. MEDLINE | CrossRef
27. Gatzemeier U, Pluzanska A, Szczesna A, et al. Results of a phase III trial of erlotinib (OSI-774) combined with cisplatin and gemcitabine (GC) chemotherapy in advanced non-small-cell lung cancer (NSCLC). *Proc Am Soc Clin Oncol* 2004; 23:abstr 617.
28. Kelly K, Gaspar L, Chansky K, et al. Low incidence of pneumonitis on SWOG 0023: a preliminary analysis of an ongoing phase III trial of concurrent chemoradiotherapy followed by consolidation docetaxel and Iressa/placebo maintenance in patients with inoperable stage III non-small cell lung cancer. *Proc Am Soc Clin Oncol* 2005; 23:abstr 7058.
29. NCIC-Clinical Trials Group. Phase III Randomized Study of Adjuvant Gefitinib in Patients With Completely Resected Primary Stage IB, II, or IIIA Non-Small Cell Lung Cance. http://www.cancer.gov/clinicaltrials/CAN-NCIC-BR19 (accessed May 15, 2006).

REFERENCIAS CAPITULO 6

1. Schlessinger J. Cell signaling by receptor tyrosine kinases. Cell 2000;103:211–225.[CrossRef][Medline]
2. Olayioye MA, Neve RM, Lane HA et al. The ErbB signaling network: receptor heterodimerization in development and cancer. EMBO J 2000;19:3159–3167.[CrossRef][Medline]
3. Prenzel N, Fischer OM, Streit S et al. The epidermal growth factor receptor family as a central element for cellular signal transduction and diversification. Endocr Relat Cancer 2001;8:11–31.[Abstract]
4. Slichenmyer WJ, Fry DW. Anticancer therapy targeting the erbB family of receptor tyrosine kinases. Semin Oncol 2001;28(suppl 16):67–79.
5. Blume-Jensen P, Hunter T. Oncogenic kinase signalling. Nature 2001;411:355–365.[CrossRef][Medline]
6. Levitzki A, Gazit A. Tyrosine kinase inhibition: an approach to drug development. Science 1995;267:1782–1788.[Abstract/Free Full Text]
7. Raymond E, Faivre S, Armand JP. Epidermal growth factor receptor tyrosine kinase as a target for anticancer therapy. Drugs 2000;60(suppl 1):15–23; discussion 41–42.[CrossRef][Medline]
8. Kelloff GJ, Fay JR, Steele VE et al. Epidermal growth factor receptor tyrosine kinase inhibitors as potential cancer chemopreventives. Cancer Epidemiol Biomarkers Prev 1996;5:657–666.[Abstract]
9. Kurie JM, Shin HJ, Lee JS et al. Increased epidermal growth factor receptor expression in metaplastic bronchial epithelium. Clin Cancer Res 1996;2:1787–1793.[Abstract]
14. Moghal N, Sternberg PW. Multiple positive and negative regulators of signaling by the EGF-receptor. Curr Opin Cell Biol 1999;11:190–196.[CrossRef][Medline]
15. Woodburn JR. The epidermal growth factor receptor and its inhibition in cancer therapy. Pharmacol Ther 1999;82:241–250.[CrossRef][Medline]
16. Baselga J, Albanell J. Targeting epidermal growth factor receptor in lung cancer. Curr Oncol Rep 2002;4:317–324.[Medline]
17. Pérez-Soler R, Chachoua A, Huberman M et al. A phase II trial of the epidermal growth factor receptor (EGFR) tyrosine kinase inhibitor OSI-774, following platinum-based chemotherapy, in patients (pts) with advanced, EGFR-expressing, non-small cell lung cancer (NSCLC). Proc Am Soc Clin Oncol 2001;20:310a

REFERENCIAS CAPITULO 7

1. Druker BJ, Talpaz M, Resta DJ, et al: Efficacy and safety of a specific inhibitor of the BCR-ABL tyrosine kinase in chronic myeloid leukemia. N Engl J Med 344:1031-1037, 2001[Abstract/Free Full Text].
2. Demetri GD, von Mehren M, Blanke CD, et al: Efficacy and safety of imatinib mesylate in advanced gastrointestinal stromal tumors. N Engl J Med 347:472-480, 2002[Abstract/Free Full Text]
3. Slamon DJ, Leyland-Jones B, Shak S: Use of chemotherapy plus a monoclonal antibody against HER2 for metastatic breast cancer that overexpresses HER2. N Engl J Med 344:783-792, 2001[Abstract/Free Full Text]
4. Arteaga C: Overview of epidermal growth factor receptor biology and its role as a therapeutic target in human neoplasia. Semin Oncol 29:3-9, 2002 (suppl 14)
5. Hirsch FR, Scagliotti GV, Langer CJ, et al: Epidermal growth factor family of receptors in preneoplasia and lung cancer: Perspectives for targeted therapies. Lung Cancer 41:S29-S42, 2003 (suppl 1)[Medline]
6. Ciardello F, Tortora G: A novel approach in the treatment of cancer: Targeting the epidermal growth factor receptor. Clin Cancer Res 7:2958-2970, 2001[Abstract/Free Full Text]
7. Salomon DS, Brandt R, Ciardiello F, et al: Epidermal growth factor-related peptides and their receptors in human malignancies. Crit Rev Oncol Hematol 19:183-232, 1995[CrossRef][Medline]
8. Hirsch FR, Scagliotti GV, Langer CJ, et al: Epidermal growth factor family of receptors in preneoplasia and lung cancer: Perspectives for targeted therapies. Lung Cancer 41:S29-S42, 2003 (suppl 1)[Medline]
9. Ciardello F, Tortora G: A novel approach in the treatment of cancer: Targeting the epidermal growth factor receptor. Clin Cancer Res 7:2958-2970, 2001[Abstract/Free Full Text]
10. Salomon DS, Brandt R, Ciardiello F, et al: Epidermal growth factor-related peptides and their receptors in human malignancies. Crit Rev Oncol Hematol 19:183-232, 1995[CrossRef][Medline]
11. Levitzki A, Gazit A: Tyrosine kinase inhibition: An approach to drug development. Science 267:1782-1788, 1995[Medline]
12. Levitt ML, Koty PP: Tyrosine kinase inhibitors in preclinical development. Invest New Drugs 17:213-226, 1999[CrossRef][Medline]
13. Fukuoka M, Yano S, Giaccone G, et al: Multi-institutional randomized phase II trial of gefitinib for previously treated patients with advanced non–small-cell lung cancer. J Clin Oncol 21:2237-2246, 2003[Abstract/Free Full Text]
14. Kris MG, Natale RB, Herbst RS, et al: Efficacy of gefitinib, an inhibitor of the epidermal growth factor receptor tyrosine kinase, in symptomatic patients with non-small cell lung cancer: A randomized trial. JAMA 290:2149-2158, 2003[Abstract/Free Full Text]

15. Perez-Soler R, Chachoua A, Hammond LA, et al: Determinants of tumor response and survival with erlotinib in patients with non–small-cell lung cancer. J Clin Oncol 22:3238-3247, 2004[Abstract/Free Full Text]
16. Fukuoka M, Yano S, Giaccone G, et al: A multi-institutional randomized phase II trial of gefitinib for previously treated patients with advanced non-small cell lung cancer (The IDEAL 1 Trial). J Clin Oncol 21:2237-2246, 2003[Abstract/Free Full Text]
17. Kris MG, Natale RB, Herbst RS, et al: Efficacy of gefitinib, an inhibitor of the epidermal growth factor receptor tyrosine kinase, in symptomatic patients with non-small cell lung cancer: A randomized trial. JAMA 290:2149-2158, 2003[Abstract/Free Full Text]
18. Shepherd FA, Pereira J, Ciuleanu TE, et al: A randomized placebo-controlled trial of erlotinib in patients with advanced non-small cell lung cancer (NSCLC) following failure of 1st line or 2nd line chemotherapy: A National Cancer Institute of Canada Trial Group (NCIC CTG) trial. J Clin Oncol 22:622, 2004 (abstr 7022)
19. Cappuzzo F, Gregorc V, Rossi E, et al: Gefitinib in pretreated non–small-cell lung cancer (NSCLC): Analysis of efficacy and correlation with HER2 and epidermal growth factor receptor expression in locally advanced or metastatic NSCLC. J Clin Oncol 21:2658-2663, 2003[Abstract/Free Full Text]
20. Bailey R, Kris M, Wolf M, et al: Gefitinib (Iressa, ZD 1839) monotherapy for pretreated advanced non-small cell lung cancer in IDEAL 1 and 2: Tumor response is not clinically relevantly predictable from tumor *EGFR* membrane staining alone. Lung Cancer 41:S71, 2003 (abstr O-242)
21. Parra HS, Cavina R, Latteri F, et al: Analysis of epidermal growth factor receptor expression as a predictive factor for response to gefitinib (Iressa, ZD 1839) in non-small cell lung cancer. Br J Cancer 91:208-212, 2004[Medline]
22. Rusnak DW, Lackey K, Affleck K, et al: The effects of the novel, reversible epidermal growth factor receptor/ErbB-2 tyrosine kinase inhibitor, GW572016, on the growth of human normal and tumor-derived cell lines in vitro and in vivo. Mol Cancer Ther 1:85-94, 2001[Abstract/Free Full Text]
23. Slamon DJ, Clark GM, Wong SG, et al: Human breast cancer: Correlation of relapse and survival with amplification of the HER-2/neu oncogene. Science 235:177-182, 1987[Medline]
24. Howard A. Burris, III, Herbert I. Hurwitz, et al: Phase I Safety, Pharmacokinetics, and Clinical Activity Study of Lapatinib (GW572016), a Reversible Dual Inhibitor of Epidermal Growth Factor Receptor Tyrosine Kinases, in Heavily Pretreated Patients With Metastatic Carcinomas. *Journal of Clinical Oncology*, Vol 23, No 23 (August 10), 2005: pp. 5305-5313
25. H.L. Gomez, M.A. Chavez, et al: A Phase II, Randomize Trial Using The Small Molecule Tyrosine Kinase Inhibitor Lapatinib as a First-Line Treatment in Patiens with FISH positive Advanced or Metastatic Breast Cancer. Proc Am Soc Clin Oncol 2005; Abstract 3046.
26. Fukuoka M, Yano S, Giaccone G, et al: A multi-institutional randomized phase II trial of gefitinib for previously treated patients with advanced non-small cell lung

cancer (The IDEAL 1 Trial). J Clin Oncol 21:2237-2246, 2003[Abstract/Free Full Text]

27. Kris MG, Natale RB, Herbst RS, et al: Efficacy of gefitinib, an inhibitor of the epidermal growth factor receptor tyrosine kinase, in symptomatic patients with non-small cell lung cancer: A randomized trial. JAMA 290:2149-2158, 2003[Abstract/Free Full Text]
28. Miller VA, Kris MG, Shah N, et al: Bronchioloalveolar pathologic subtype and smoking history predict sensitivity to gefitinib in advanced non–small-cell lung cancer. J Clin Oncol 22:1103-1109, 2004[Abstract/Free Full Text]
29. Miller VA, Kris MG, Shah N, et al: Bronchioloalveolar pathologic subtype and smoking history predict sensitivity to gefitinib in advanced non–small-cell lung cancer. J Clin Oncol 22:1103-1109, 2004[Abstract/Free Full Text]
30. Takano T, Ohe Y, Kusumoto M, et al: Risk factors for interstitial lung disease and predictive factors for tumor response in patients with advanced non-small cell lung cancer treated with gefitinib. Lung Cancer 45:93-104, 2004[CrossRef][Medline]
31. Kim YH, Ishii G, Goto K, et al: Dominant papillary subtype is a significant predictor of the response to gefitinib in adenocarcinoma of the lung. Clin Cancer Res 10:7311-7317, 2004[Abstract/Free Full Text]
32. Jhony De La Cruz, Nora Giacomi: Prolonged Survival and Clinical Benefits with Gefitinib in a Patient with Braim Metastases from Non Small Cell Lung Cancer. British Journal of Cancer, Vol 89, Suppl 2: S25-35; 2003
33. Pérez Soler R, Chachoua A, Huberman M, et al. A phase II trial of the epidermal growth factor receptor tyrosine kinase inhibitor OSI-774, following platinum-base chemotherapy in patients with advanced, EGFR-expressing, non-small cell lung cancer. Proc Am Soc Clin Oncol 2001;20:310.
34. Toshimi Takano, Yuichiro Ohe, Hiromi Sakamoto, et al. Epidermal Growth Factor Receptor Gene Mutations and Increased Copy Numbers Predict Gefitinib Sensitivity in Patients with Recurrent Non Small Cell Lung Cancer. J Clin Oncol 23: 6829-6837, October; 2005.
35. Increased Epidermal Growth Factor Receptor Gene Copy Number Detected by Fluorescense In Situ Hybridization Associates with Increased Sensitivity to Gefitinib in Patients with Bronquioloalveolar Carcinoma Subtypes: A Southwest Oncology Group Study. J Clin Oncol 23: 6838-6845, October; 2005.
36. Daphne W Bell, Thomas J. Lynch, et al: Epidermal Growth Factor Receptor Mutations and Gene Amplification in Non Small Cell Lung Cancer: Molecular Analysis of the IDEAL/INTACT Gefitinib Trials. J Clin Oncol 23: 8081-8092, November; 2005.
37. Weinstein IB: Cancer. Addiction to oncogenes–the Achilles heal of cancer. Science 297:63-64, 2002[Free Full Text]
38. Amann J, Kalyankrishna S, Massion PP, et al: Aberrant epidermal growth factor receptor signaling and enhanced sensitivity to EGFR inhibitors in lung cancer. Cancer Res 65:226-235, 2005[Abstract/Free Full Text]

39. Tracy S, Mukohara T, Hansen M, et al: Gefitinib induces apoptosis in the EGFRL858R non-small-cell lung cancer cell line H3255. Cancer Res 64:7241-7244, 2004[Abstract/Free Full Text]

40. TY, Chiu CH, Li LH, et al: Mutation in the tyrosine kinase domain of epidermal growth factor receptor is a predictive and prognostic factor for gefitinib treatment in patients with non-small cell lung cancer. Clin Cancer Res 11:3750-3757, 2005 [Abstract/Free Full Text]

REFERENCIAS CAPITULO 8:

1. Fukuoka M, Yano S, Giaccone G, et al: A multi-institutional randomized phase II trial of gefitinib for previously treated patients with advanced non-small cell lung cancer (The IDEAL 1 Trial). J Clin Oncol 21:2237-2246, 2003[Abstract/Free Full Text] .
2. Kris MG, Natale RB, Herbst RS, et al: Efficacy of gefitinib, an inhibitor of the epidermal growth factor receptor tyrosine kinase, in symptomatic patients with non-small cell lung cancer: A randomized trial. JAMA 290:2149-2158, 2003[Abstract/Free Full Text]
3. Miller VA, Kris MG, Shah N, et al: Bronchioloalveolar pathologic subtype and smoking history predict sensitivity to gefitinib in advanced non–small-cell lung cancer. J Clin Oncol 22:1103-1109, 2004[Abstract/Free Full Text]
4. Miller VA, Kris MG, Shah N, et al: Bronchioloalveolar pathologic subtype and smoking history predict sensitivity to gefitinib in advanced non–small-cell lung cancer. J Clin Oncol 22:1103-1109, 2004[Abstract/Free Full Text]
5. Takano T, Ohe Y, Kusumoto M, et al: Risk factors for interstitial lung disease and predictive factors for tumor response in patients with advanced non-small cell lung cancer treated with gefitinib. Lung Cancer 45:93-104, 2004[CrossRef][Medline]
6. Kim YH, Ishii G, Goto K, et al: Dominant papillary subtype is a significant predictor of the response to gefitinib in adenocarcinoma of the lung. Clin Cancer Res 10:7311-7317, 2004[Abstract/Free Full Text]
7. Jhony De La Cruz, Nora Giacomi: Prolonged Survival and Clinical Benefits with Gefitinib in a Patient with Braim Metastases from Non Small Cell Lung Cancer. British Journal of Cancer, Vol 89, Suppl 2: S25-35; 2003
8. Pérez Soler R, Chachoua A, Huberman M, et al. A phase II trial of the epidermal growth factor receptor tyrosine kinase inhibitor OSI-774, following platinum-base chemotherapy in patients with advanced, EGFR-expressing, non-small cell lung cancer. Proc Am Soc Clin Oncol 2001;20:310.
9. Toshimi Takano, Yuichiro Ohe, Hiromi Sakamoto, et al. Epidermal Growth Factor Receptor Gene Mutations and Increased Copy Numbers Predict Gefitinib Sensitivity in Patients with Recurrent Non Small Cell Lung Cancer. J Clin Oncol 23: 6829-6837, October; 2005.
10. Fred R. Hirsch et al Increased Epidermal Growth Factor Receptor Gene Copy Number Detected by Fluorescense In Situ Hybridization Associates with Increased Sensitivity to Gefitinib in Patients with Bronquioloalveolar Carcinoma Subtypes: A Southwest Oncology Group Study. J Clin Oncol 23: 6838-6845, October; 2005.
11. Daphne W Bell, Thomas J. Lynch, et al: Epidermal Growth Factor Receptor Mutations and Gene Amplification in Non Small Cell Lung Cancer: Molecular Analysis of the IDEAL/INTACT Gefitinib Trials. J Clin Oncol 23: 8081-8092, November; 2005.

12. Weinstein IB: Cancer. Addiction to oncogenes–the Achilles heal of cancer. Science 297:63-64, 2002[Free Full Text]
13. Amann J, Kalyankrishna S, Massion PP, et al: Aberrant epidermal growth factor receptor signaling and enhanced sensitivity to EGFR inhibitors in lung cancer. Cancer Res 65:226-235, 2005[Abstract/Free Full Text]
14. Tracy S, Mukohara T, Hansen M, et al: Gefitinib induces apoptosis in the EGFRL858R non-small-cell lung cancer cell line H3255. Cancer Res 64:7241-7244, 2004[Abstract/Free Full Text]
15. Chou TY, Chiu CH, Li LH, et al: Mutation in the tyrosine kinase domain of epidermal growth factor receptor is a predictive and prognostic factor for gefitinib treatment in patients with non-small cell lung cancer. Clin Cancer Res 11:3750-3757, 2005[Abstract/Free Full Text]

REFERENCIAS CAPITULO 9

1. Schottenfeld D. Lung cancer: principles and practice In: HI Pass JM, Johnson DH, Turrisi AT, Minna JD, eds. Etiology and epidemiology of lung cancer. Philadelphia: Lippincott Williams and Wilkins, 2000: 367-397.
2. Blackhall FH, Shepherd FA, Albain KS. Improving survival and reducing toxicity with chemotherapy in advanced non-small-cell lung cancer: a realistic goal?. *Treat Respir Med* 2005; 4: 71-84. MEDLINE | CrossRef
3. Hanna N, Shepherd FA, Fossella FV, et al. Randomized phase III trial of pemetrexed versus docetaxel in patients with non-small-cell lung cancer previously treated with chemotherapy. *J Clin Oncol* 2004; 22: 1589-1597. MEDLINE | CrossRef
4. Massarelli E, Andre F, Liu DD, et al. A retrospective analysis of the outcome of patients who have received two prior chemotherapy regimens including platinum and docetaxel for recurrent non-small-cell lung cancer. *Lung Cancer* 2003; 39: 55-61. MEDLINE | CrossRef
5. Mendelsohn J, Baselga J. The EGF receptor family as targets for cancer therapy. *Oncogene* 2000; 19: 6550-6565. MEDLINE | CrossRef
6. Cappuzzo F, Hirsch FR, Rossi E, et al. Epidermal growth factor receptor gene and protein and gefitinib sensitivity in non-small-cell lung cancer. *J Natl Cancer Inst* 2005; 97: 643-655.
7. Shigematsu H, Gazdar AF. Somatic mutations of epidermal growth factor receptor signaling pathway in lung cancers. *Int J Cancer* 2006; 118: 257-262. MEDLINE | CrossRef
8. Sridhar SS, Seymour L, Shepherd FA. Inhibitors of epidermal-growth-factor receptors: a review of clinical research with a focus on non-small-cell lung cancer. *Lancet Oncol* 2003; 4: 397-406. Abstract | Full Text | Full-Text PDF (233 KB) | MEDLINE | CrossRef
9. Ranson M. Epidermal growth factor receptor tyrosine kinase inhibitors. *Br J Cancer* 2004; 90: 2250-2255. MEDLINE
10. Fukuoka M, Yano S, Giaccone G, et al. Multi-institutional randomized phase II trial of gefitinib for previously treated patients with advanced non-small-cell lung cancer (The IDEAL 1 trial) [corrected]. *J Clin Oncol* 2003; 21: 2237-2246. MEDLINE | CrossRef
11. Kris MG, Natale RB, Herbst RS, et al. Efficacy of gefitinib, an inhibitor of the epidermal growth factor receptor tyrosine kinase, in symptomatic patients wi non-small cell lung cancer: a randomized trial. *JAMA* 2003; 290: 2149-215. CrossRef
12. Shepherd FA, Rodrigues Pereira J, Ciuleanu T, et al. Erlotinib in previously treated non-small-cell lung cancer. *N Engl J Med* 2005; 353: 123-132. CrossRef
13. Perez-Soler R, Chachoua A, Hammond LA, et al. Determinants of tumor response and survival with erlotinib in patients with non-small-cell lung cancer. *J Clin Oncol* 2004; 22: 3238-3247. MEDLINE | CrossRef

14. Thatcher N, Chang A, Parikh P, et al. Gefitinib plus best supportive care in previously treated patients with refractory advanced non-small-cell lung cancer: results from a randomised, placebo-controlled, multicentre study (Iressa Survival Evaluation in Lung Cancer). *Lancet* 2005; 366: 1527-1537. Abstract | Full Text | Full-Text PDF (158 KB) | CrossRef
15. Baselga J, Rischin D, Ranson M, et al. Phase I safety, pharmacokinetic, and pharmacodynamic trial of ZD1839, a selective oral epidermal growth factor receptor tyrosine kinase inhibitor, in patients with five selected solid tumor types. *J Clin Oncol* 2002; 20: 4292-4302. MEDLINE | CrossRef
16. Goss G, Hirte H, Miller WH Jr, et al. A phase I study of oral ZD 1839 given daily in patients with solid tumors: IND.122, a study of the investigational new drug program of the National Cancer Institute of Canada Clinical Trials Group. *Invest New Drugs* 2005; 23: 147-155. MEDLINE | CrossRef
17. Herbst RS, Maddox AM, Rothenberg ML, et al. Selective oral epidermal growth factor receptor tyrosine kinase inhibitor ZD1839 is generally well-tolerated and has activity in non-small-cell lung cancer and other solid tumors: results of a phase I trial. *J Clin Oncol* 2002; 20: 3815-3825. MEDLINE | CrossRef
18. Nakagawa K, Tamura T, Negoro S, et al. Phase I pharmacokinetic trial of the selective oral epidermal growth factor receptor tyrosine kinase inhibitor gefitinib ('Iressa', ZD1839) in Japanese patients with solid malignant tumors. *Ann Oncol* 2003; 14: 922-930. MEDLINE | CrossRef
19. Ranson M, Hammond LA, Ferry D, et al. ZD1839, a selective oral epidermal growth factor receptor-tyrosine kinase inhibitor, is well tolerated and active in patients with solid, malignant tumors: results of a phase I trial. *J Clin Oncol* 2002; 20: 2240-2250. MEDLINE | CrossRef
20. Albanell J, Rojo F, Averbuch S, et al. Pharmacodynamic studies of the epidermal growth factor receptor inhibitor ZD1839 in skin from cancer patients: histopathologic and molecular consequences of receptor inhibition. *J Clin Oncol* 2002; 20: 110-124. MEDLINE | CrossRef
21. Wolf M, Swaisland H, Averbuch S. Development of the novel biologically targeted anticancer agent gefitinib: determining the optimum dose for clinical efficacy. *Clin Cancer Res* 2004; 10: 4607-4613. MEDLINE | CrossRef
22. Cella D, Herbst RS, Lynch TJ, et al. Clinically meaningful improvement in symptoms and quality of life for patients with non-small-cell lung cancer receiving gefitinib in a randomized controlled trial. *J Clin Oncol* 2005; 23: 2946-2954. MEDLINE | CrossRef
23. Shepherd FA, Dancey J, Ramlau R, et al. Prospective randomized trial of docetaxel versus best supportive care in patients with non-small-cell lung cancer previously treated with platinum-based chemotherapy. *J Clin Oncol* 2000; 18: 2095-2103. MEDLINE
24. Giaccone G, Herbst RS, Manegold C, et al. Gefitinib in combination with gemcitabine and cisplatin in advanced non-small-cell lung cancer: a phase III trial—INTACT 1. *J Clin Oncol* 2004; 22: 777-784. MEDLINE | CrossRef

25. Herbst RS, Giaccone G, Schiller JH, et al. Gefitinib in combination with paclitaxel and carboplatin in advanced non-small-cell lung cancer: a phase III trial—INTACT 2. *J Clin Oncol* 2004; 22: 785-794. MEDLINE | CrossRef
26. Herbst RS, Prager D, Hermann R, et al. TRIBUTE: a phase III trial of erlotinib hydrochloride (OSI-774) combined with carboplatin and paclitaxel chemotherapy in advanced non-small-cell lung cancer. *J Clin Oncol* 2005; 23: 5892-5899. MEDLINE | CrossRef
27. Gatzemeier U, Pluzanska A, Szczesna A, et al. Results of a phase III trial of erlotinib (OSI-774) combined with cisplatin and gemcitabine (GC) chemotherapy in advanced non-small-cell lung cancer (NSCLC). *Proc Am Soc Clin Oncol* 2004; 23:abstr 617.
28. Kelly K, Gaspar L, Chansky K, et al. Low incidence of pneumonitis on SWOG 0023: a preliminary analysis of an ongoing phase III trial of concurrent chemoradiotherapy followed by consolidation docetaxel and Iressa/placebo maintenance in patients with inoperable stage III non-small cell lung cancer. *Proc Am Soc Clin Oncol* 2005; 23:abstr 7058.
29. NCIC-Clinical Trials Group. Phase III Randomized Study of Adjuvant Gefitinib in Patients With Completely Resected Primary Stage IB, II, or IIIA Non-Small Cell Lung Cancer http://www.cancer.gov/clinicaltrials/CAN-NCIC-BR19 (accessed May 15, 2006).
30. Lynch TJ, Bell DW, Sordella R, et al. Activating mutations in the epidermal growth factor receptor underlying responsiveness of non-small-cell lung cancer to gefitinib. *N Engl J Med* 2004; 350: 2129-2139. CrossRef
31. Paez JG, Janne PA, Lee JC, et al. EGFR mutations in lung cancer: correlation with clinical response to gefitinib therapy. *Science* 2004; 304: 1497-1500. CrossRef
32. Pao W, Miller V, Zakowski M, et al. EGF receptor gene mutations are common in lung cancers from "never smokers" and are associated with sensitivity of tumors to gefitinib and erlotinib. *Proc Natl Acad Sci USA* 2004; 101: 13306-13311. MEDLINE | CrossRef
33. Tsao MS, Sakurada A, Cutz JC, et al. Erlotinib in lung cancer—molecular and clinical predictors of outcome. *N Engl J Med* 2005; 353: 133-144. CrossRef
34. Hirsch F, Varella-Garcia M, Bunn P, et al. Molecular analysis of *EGFR* gene copy number, EGFR expression and Akt activation status in advanced non-small cell lung cancer treated with gefitinib or placebo (ISEL trial). AACR-NCI-EORTC international conference: molecular targets and cancer therapeutics, 2005; Philadelphia, PA, USA: abstr A268.
35. Holloway B, Thatcher N, Chang A, et al. Epidermal growth factor (*EGFR*), *Kras* and *Braf* mutation status and clinical outcome to gefitinib (Iressa) in a phase III placebo-controlled study (ISEL) in advanced non-small cell lung cancer (aNSCLC). Proceedings of the AACR-NCI-EORTC international conference: molecular targets and cancer therapeutics, 2005; Philadelphia, PA, USA: abstr A269.

36. Janne PA, Engelman JA, Johnson BE. Epidermal growth factor receptor mutations in non-small-cell lung cancer: implications for treatment and tumor biology. *J Clin Oncol* 2005; 23: 3227-3234. MEDLINE | CrossRef
37. Siegel-Lakhai WS, Beijnen JH, Schellens JHM. Current knowledge and future directions of the selective epidermal growth factor receptor inhibitors erlotinib (Tarceva) and gefitinib (Iressa). *Oncologist* 2005; 10: 579-589. MEDLINE | CrossRef
38. University Health Network, Toronto. Phase 2 study of neoadjuvant Iressa treatment in stage 1 NSCLC http://www.clinicaltrials.gov/ct/show/NCT00188617 (accessed May 15, 2006).
39. National Cancer Institute. Gefitinib and radiation therapy in treating patients with inoperable stage I or stage II non-small cell lung cancer http://www.clinicaltrials.gov/ct/show/NCT00268255 (accessed May 15, 2006).
40. AstraZeneca. Iressa *vs* placebo as maintenance therapy in locally advanced NSCLC http://www.clinicaltrials.gov/ct/show/NCT00234468 (accessed May 15, 2006).
41. National Cancer Institute. Gefitinib as first-line therapy followed by gemcitabine and cisplatin in treating patients with stage III or stage IV non-small cell lung cancer http://www.clinicaltrials.gov/ct/gui/show/NCT00217698 (accessed May 15, 2006).
42. National Cancer Institute. Gefitinib after chemotherapy in treating patients with stage IIIB or stage IV non-small cell lung cancer http://www.clinicaltrials.gov/ct/show/NCT00091156 (accessed May 15, 2006).
43. National Taiwan University Hospital. Iressa as a first-line treatment in chemonaive patients with inoperable non-small cell lung cancer http://www.clinicaltrials.gov/ct/show/NCT00173875 (accessed May 15, 2006).
44. National Cancer Institute. Gefitinib with or without carboplatin and paclitaxel in treating older patients with unresectable or metastatic non-small cell lung cancer http://www.clinicaltrials.gov/ct/show/NCT00062062 (accessed May 15, 2006).
45. H Lee Moffitt Cancer Center and Research Institute. Phase II study of docetaxel + ZD1839 in elderly patients with non-small cell lung cancer http://www.clinicaltrials.gov/ct/show/NCT00231465?order... (accessed May 15, 2006).
46. AstraZeneca. Phase II Iressa versus vinorelbine (INVITE) http://www.clinicaltrials.gov/ct/show/NCT00256711?order... (accessed May 15, 2006).

47. AstraZeneca. Phase II Iressa and carbo/gem in NSCLC http://www.clinicaltrials.gov/ct/show/NCT00264498?order... (accessed May 15, 2006).
48. AstraZeneca. Iressa vs BSC (best supportive care) in first line NSCLC http://www.clinicaltrials.gov/ct/show/NCT00259064?order... (accessed May 15, 2006).
49. AstraZeneca. A phase I study of ZD1839 and palliative thoracic radiotherapy in patients with non-small cell lung cancer http://www.clinicaltrials.gov/ct/show/NCT00255489 (accessed May 15, 2006).
50. Cappuzzo F, Calandri C, Bartolini S, Crino L. ZD 1839 in patients with brain metastases from non-small-cell lung cancer (NSCLC): report of four cases. Br J Cancer 2003; 89: 246-247. MEDLINE | CrossRef
51. 51. National Cancer Institute. Radiation therapy combined with either gefitinib or temozolomide in treating patients with non-small cell lung cancer and brain metastases http://www.clinicaltrials.gov/ct/show/NCT00238251 (accessed May 15, 2006).
52. AstraZeneca. Iressa in the treatment of brain metastases from non small cell lung cancer http://www.clinicaltrials.gov/ct/show/NCT00234442 (accessed May 15, 2006).
53. Cufer T, Vrdoljak E, Gaafar R, et al. Phase II, open-label, randomized study (SIGN) of single-agent gefitinib (Iressa) or docetaxel as second-line therapy in patients with advanced (stage IIIB or IV) non-small-cell lung cancer. Anticancer Drugs 2006; 17: 401-409. MEDLINE | CrossRef
54. AstraZeneca. Iressa versus docetaxel (Taxotere) http://www.clinicaltrials.gov/ct/show/NCT00076388 (accessed May 15, 2006).
55. AstraZeneca. Iressa 2nd line phase III study in Japan. http://www.clinicaltrials.gov/ct/show/NCT00252707 (accessed May 15, 2006).
56. Sandler A, Gray R, Brahmer J, et al. Randomised phase II/III trial of paclitaxel plus carboplatin with or without bevacizumab in patients with advanced non-squamous non-small cell lung cancer (NSCLC): an Eastern Cooperative Oncology Group (ECOG) trial-E4599. Proc Am Soc Clin Oncol 2005; 23:abstr 4.
57. Natale R, Bodkin D, Govindan R, et al. A comparison of the antitumour efficacy of ZD6474 and gefitinib (Iressa) in patients with NSCLC: Results of a double-blind phase II study. Lung Cancer 2005; 49 (suppl 2): S37. Abstract | Full Text | Full-Text PDF (73 KB) | CrossRef

REFERENCIAS CAPITULO 10

1. Roskoski R Jr. Properties of FDA-approved small molecule protein kinase inhibitors: A 2020 update [published online ahead of print, 2019 Dec 17]. Pharmacol Res. 2019;152:104609. doi:10.1016/j.phrs.2019.104609
2. Domagala-Kulawik J. New Frontiers for Molecular Pathology. Front Med (Lausanne). 2019;6:284. Published 2019 Dec 4. doi:10.3389/fmed.2019.00284
3. Levy MA, Lovly CM, Pao W. Translating genomic information into clinical medicine: lung cancer as a paradigm. Genome Res. (2012) 22:2101–8. 10.1101/gr.131128.111 [PMC free article] [PubMed] [CrossRef] [Google Scholar]
4. Bansal P, Osman D, Gan GN, Simon GR, Boumber Y. Recent advances in targetable therapeutics in metastatic non-squamous NSCLC. Front Oncol. (2016) 6:112. 10.3389/fonc.2016.00112 [PMC free article] [PubMed] [CrossRef] [Google Scholar]
5. Testa U, Castelli G, Pelosi E. Lung cancers: molecular characterization, clonal heterogeneity and evolution, and cancer stem cells. Cancers. (2018) 10:E248. 10.3390/cancers10080248 [PMC free article] [PubMed] [CrossRef] [Google Scholar]
6. Imielinski M, Berger AH, Hammerman PS, Hernandez B, Pugh TJ, Hodis E, et al. . Mapping the hallmarks of lung adenocarcinoma with massively parallel sequencing. Cell. (2012) 150:1107–20. 10.1016/j.cell.2012.08.029 [PMC free article][PubMed] [CrossRef] [Google Scholar]
7. Peters S, Reck M, Smit EF, Mok T, Hellmann MD. How to make the best use of immunotherapy as first-line treatment for advanced/metastatic non-small-cell lung cancer. Ann Oncol. (2019) 30:884–896. 10.1093/annonc/mdz109 [PubMed] [CrossRef] [Google Scholar]
8. Ackermann CJ, Reck M, Paz-Ares L, Barlesi F, Califano R. First-line immune checkpoint blockade for advanced non-small-cell lung cancer: travelling at the speed of light. Lung Cancer. (2019) 134:245–53. 10.1016/j.lungcan.2019.06.007 [PubMed] [CrossRef] [Google Scholar]
9. Brahmer J, Reckamp KL, Baas P, Crino L, Eberhardt WE, Poddubskaya E, et al. . Nivolumab versus docetaxel in advanced squamous-cell non-small-cell lung cancer. N Engl J Med. (2015) 373:123–35. 10.1056/NEJMoa1504627 [PMC free article][PubMed] [CrossRef] [Google Scholar]
10. Hellmann MD, Rizvi NA, Goldman JW, Gettinger SN, Borghaei H, Brahmer JR, et al. . Nivolumab plus ipilimumab as first-line treatment for advanced non-small-cell lung cancer (CheckMate 012): results of an open-label, phase 1, multicohort study. Lancet Oncol. (2017) 18:31–41. 10.1016/S1470-2045(16)30624-6 [PMC free article][PubMed] [CrossRef] [Google Scholar]
11. Hegde PS, Karanikas V, Evers S. The where, the when, and the how of immune monitoring for cancer immunotherapies in the era of checkpoint inhibition. Clin Cancer Res. (2016) 22:1865–74. 10.1158/1078-0432.CCR-15-1507 [PubMed] [CrossRef] [Google Scholar]

12. Rosell R, Carcereny E, Gervais R, et al. Erlotinib versus standard chemotherapy as first-line treatment for European patients with advanced EGFR mutation-positive non-small-cell lung cancer (EURTAC): a multicentre, open-label, randomised phase 3 trial. Lancet Oncol 2012;13:239-46. 10.1016/S1470-2045(11)70393-X [PubMed] [CrossRef] [Google Scholar]
13. Mitsudomi T, Morita S, Yatabe Y, et al. Gefitinib versus cisplatin plus docetaxel in patients with non-small-cell lung cancer harbouring mutations of the epidermal growth factor receptor (WJTOG3405): an open label, randomised phase 3 trial.Lancet Oncol 2010;11:121-8. 10.1016/S1470-2045(09)70364-X [PubMed] [CrossRef] [Google Scholar]
14. U.S. Food and Drug Administration. FDA approves dacomitinib for metastatic non-small cell lung cancer [Internet] 2018 [cited 2019 Apr 1]. Available online: https://www.fda.gov/drugs/informationondrugs/approveddrugs/ucm621967.htm
15. U.S. Food and Drug Administration. FDA broadens afatinib indication to previously untreated, metastatic NSCLC with other non-resistant EGFR mutations [Internet] 2018 [cited 2019 Apr 1]. Available online: https://www.fda.gov/drugs/informationondrugs/approveddrugs/ucm592558.htm
16. Ladanyi M, adenocarcinoma pulmonar de Pao W .: guía de la terapia dirigida al EGFR y más allá. Mod Pathol 2008; 21 : S16. 10.1038 / modpathol.3801018 [PubMed] [CrossRef] [Google Scholar]
17. Sequist LV, Yang JCH, Yamamoto N, et al. Phase III study of afatinib or cisplatin plus pemetrexed in patients with metastatic lung adenocarcinoma with EGFR mutations. J Clin Oncol 2013;31:3327-34. 10.1200/JCO.2012.44.2806 [PubMed] [CrossRef] [Google Scholar]
18. Wu YL, Cheng Y, Zhou X, et al. Dacomitinib versus gefitinib as first-line treatment for patients with EGFR-mutation-positive non-small-cell lung cancer (ARCHER 1050): a randomised, open-label, phase 3 trial. Lancet Oncol2017;18:1454-66. 10.1016/S1470-2045(17)30608-3 [PubMed] [CrossRef] [Google Scholar]
19. Martinez-Marti A, Navarro A, Felip E. Epidermal growth factor receptor first generation tyrosinekinase inhibitors. Transl Lung Cancer Res 2019. [Epub ahead of print]. [Google Scholar]
20. Cross DAE, Ashton SE, Ghiorghiu S, et al. AZD9291, an irreversible EGFR TKI, overcomes T790M-mediated resistance to EGFR inhibitors in lung cancer. Cancer Discov 2014;4:1046-61. 10.1158/2159-8290.CD-14-0337 [PMC free article][PubMed] [CrossRef] [Google Scholar]
21. Zhou W, Ercan D, Chen L, et al. Novel mutant-selective EGFR kinase inhibitors against EGFR T790M. Nature 2009;462:1070-4. 10.1038/nature08622 [PMC free article] [PubMed] [CrossRef] [Google Scholar]
22. Walter AO, Sjin RTT, Haringsma HJ, et al. Discovery of a Mutant-Selective Covalent Inhibitor of EGFR that Overcomes T790M-Mediated Resistance in

NSCLC. Cancer Discov 2013; 3:1404-15. 10.1158/2159-8290.CD-13-0314 [PMC free article] [PubMed] [CrossRef] [Google Scholar]
23. Soria JC, Ohe Y, Vansteenkiste J, et al. Osimertinib in Untreated EGFR-Mutated Advanced Non-Small-Cell Lung Cancer. *N Engl J Med.* 2018;378(2):113–125. https://doi.org/10.1056/nejmoa1713137

FSC
www.fsc.org
MIX
Papier | Fördert
gute Waldnutzung
FSC® C083411

Kolibri 360 GmbH
Ferdinand-Jühlke-Straße 7
99095 Erfurt, Deutschland
produktsicherheit@kolibri360.de

Druck:
CPI Druckdienstleistungen GmbH
im Auftrag der
Kolibri 360 GmbH
Ferdinand-Jühlke-Str. 7
99095 Erfurt